Soy

Auxiliar de enfermería

en el servicio

de radiología

MARTIN STERLING

Índice

« *La radiología no es sólo el arte de ver a través, sino la magia de descifrar el lenguaje silencioso del cuerpo para guiar el camino hacia la curación.* »

INTRODUCCIÓN

El papel esencial del auxiliar de enfermería en imagen médica

La imagen médica es un campo fascinante que fusiona la tecnología avanzada con la atención directa al paciente. Esta combinación requiere un equipo médico cualificado, en el que el auxiliar de enfermería desempeña un papel crucial. Sus responsabilidades, aunque a menudo desconocidas para el gran público, son fundamentales para el buen funcionamiento del departamento de radiología y el bienestar del paciente.

- Primer punto de contacto
  - El asistente sanitario suele ser el primer contacto del paciente con el departamento de diagnóstico por imagen. Este contacto inicial es crucial para establecer una atmósfera de confianza. Un enfoque empático y tranquilizador ayuda al paciente a relajarse, lo que es esencial para obtener imágenes claras y garantizar su comodidad.

- Preparación del paciente
  - Antes de cualquier procedimiento de diagnóstico por imagen, suele ser necesario preparar al paciente. Esto puede incluir la explicación del proceso, el cambio de ropa hospitalaria, la comprobación del historial médico para asegurarse de que no hay contraindicaciones para la exploración (como una alergia al medio de contraste) o incluso la inserción de una vía venosa. El auxiliar de enfermería suele estar en primera línea para estas tareas.

- Asistencia técnica
  - Aunque el auxiliar de enfermería no realiza las imágenes por sí mismo, a menudo ayuda al técnico radiólogo o al radiólogo en diversos aspectos del procedimiento. Esto puede incluir la colocación correcta del paciente, la preparación del equipo o la administración de productos de contraste bajo supervisión.

- Seguridad y protección contra las radiaciones
  - La seguridad es primordial en radiología. El auxiliar asistencial debe velar por que se sigan todos los protocolos de seguridad, especialmente en lo que respecta a la protección radiológica. Esto incluye garantizar que el paciente y el personal estén debidamente protegidos frente a una exposición innecesaria a la radiación.

- Cuidados posteriores al examen
  - Tras la exploración, el papel del auxiliar asistencial no termina. Debe asegurarse de que el paciente se encuentra bien, proporcionar cuidados posteriores al examen si es necesario (como controlar una reacción al medio de contraste) y, a menudo, dar instrucciones para el seguimiento.

- Enlace entre el paciente y el equipo médico
  - El auxiliar asistencial suele actuar como puente entre el paciente y el resto del equipo médico, transmitiendo información crucial que puede influir en la atención al paciente o en la interpretación de las imágenes.

- Mantenimiento del entorno de trabajo
  - Para garantizar la seguridad y eficacia del departamento, el auxiliar de cuidados suele

participar en el mantenimiento general del departamento, asegurándose de que todo esté limpio, organizado y sea funcional.

El auxiliar de diagnóstico por imagen es un engranaje esencial de la compleja maquinaria radiológica. Sin su dedicación, destreza y cuidado, el proceso de obtención de imágenes sería mucho menos fluido, eficiente y humano.

La fusión del cuidado de la piel y la tecnología: una combinación única

El mundo de la imagen médica es una notable yuxtaposición entre la atención humana centrada en el paciente y el uso de tecnologías de vanguardia. Esta convergencia única permite obtener diagnósticos precisos y tratamientos específicos, pero también requiere un equipo médico que sepa manejar ambas caras de la moneda.

- Tecnología: un ojo en lo invisible
  - **Precisión diagnóstica**: los avances tecnológicos en imagen permiten a los médicos ver lo que antes era invisible. Ya se trate de un tumor en crecimiento, una anomalía vascular o una lesión ósea, la tecnología nos ofrece una visión sin precedentes del interior del cuerpo humano.

  - **Minimización de procedimientos invasivos**: gracias a la imagen médica, muchos diagnósticos e incluso algunos tratamientos pueden realizarse sin necesidad de procedimientos quirúrgicos invasivos. Esto reduce los riesgos para los pacientes y acelera su recuperación.

- **Evolución constante**: La tecnología de la imagen evoluciona a un ritmo vertiginoso. Las nuevas modalidades de imagen y las mejores resoluciones hacen que lo que podemos ver y cómo lo vemos mejore constantemente.

- Cuidados: el ser humano detrás de la máquina
  - **Empatía y comodidad**: A pesar de nuestra dependencia de la tecnología, la comodidad y el bienestar del paciente siguen siendo primordiales. Un paciente ansioso o incómodo puede afectar a la calidad de las imágenes. Por lo tanto, el enfoque empático del asistente asistencial y del equipo médico es esencial.
  - **Comunicación**: explicar un procedimiento, tranquilizar a un paciente preocupado o comprender las necesidades específicas de una persona son habilidades tan cruciales como el dominio técnico del equipo.
  - **Seguridad**: aunque los equipos pueden hacer mucho, son la vigilancia y el cuidado humanos los que garantizan la seguridad del paciente, ya sea en términos de protección contra la radiación o de reacciones a los agentes de contraste.

- La interdependencia de la tecnología y los cuidados
  - **Eficacia y precisión**: sin la habilidad humana para colocar correctamente a un paciente o interpretar las señales de un equipo, la tecnología perdería su eficacia.
  - **Atención personalizada**: A pesar de las maravillas de la tecnología, cada paciente es único. Adaptar los procedimientos, elegir la modalidad de diagnóstico por imagen y realizar

ajustes en función de las necesidades individuales es una decisión humana.

- Formación continua
  - **Evolución tecnológica**: A medida que avanza la tecnología, la necesidad de que el equipo médico se mantenga informado y formado es primordial.
  - **Habilidades interpersonales**: la formación en comunicación, gestión del estrés y técnicas de interacción con el paciente es igualmente crucial para garantizar que la tecnología se utilice de la mejor manera posible.

Aunque la imagen médica se basa en gran medida en la tecnología, es la fusión de esta tecnología con una atención atenta y centrada en el paciente lo que realmente define este campo. Es una danza delicada, en la que la máquina y el ser humano se complementan para ofrecer lo mejor de ambos mundos al servicio del bienestar y la salud del paciente.

Capítulo 1

COMPRENDER LA RADIOLOGÍA

Historia y desarrollo de la radiología

La radiología, como disciplina médica, ha recorrido un largo camino desde su descubrimiento accidental a finales del siglo XIX. Su trayectoria ha estado marcada por la curiosidad científica, la innovación tecnológica y una comprensión cada vez mayor de sus implicaciones para la salud. Echemos un vistazo a esta fascinante historia.

- Los inicios: descubrimiento de los rayos X
  - **Wilhelm Conrad Röntgen (1895)**: A este físico alemán se le atribuye el descubrimiento de los rayos X mientras experimentaba con tubos de rayos catódicos. La imagen de la mano de su esposa, Anna Bertha, es la primera radiografía conocida.
  - **Reacciones iniciales**: El descubrimiento fue acogido con asombro y escepticismo. Los rayos X se utilizaron en ferias y exposiciones antes de encontrar una aplicación médica.

- Desarrollo temprano y uso médico
  - **Primeros usos médicos**: los cirujanos no tardaron en reconocer el potencial de los rayos X para localizar balas y fracturas. Esto fue especialmente útil durante las guerras para tratar a los soldados heridos.
  - **Tomar conciencia de los peligros**: Por desgracia, la ignorancia inicial de los riesgos asociados a las radiaciones ha dado lugar a varios casos de sobreexposición, algunos con resultado de enfermedad o incluso muerte.

- La era de la modernización y la especialización
  - **Desarrollo del fluoroscopio (años 20)**: esta innovación permitió la visualización en tiempo real, aunque todavía rudimentaria.

- **Tomografía (años 30)**: técnica utilizada para visualizar secciones específicas del cuerpo, mejorando la claridad y precisión de las imágenes.
- **Reconocimiento como especialidad**: el progreso ha consolidado la radiología como especialidad médica diferenciada que requiere formación especializada.

- Principales innovaciones tecnológicas
  - **Tomografía computarizada (TC) (década de 1970)**: un gran avance, la TC utiliza ordenadores para crear imágenes transversales detalladas del cuerpo.
  - **Resonancia magnética (RM) (años 80)**: mediante magnetismo y ondas de radio, la RM proporciona imágenes aún más detalladas, sobre todo de los tejidos blandos.
  - **Ecografía**: Utiliza ondas sonoras para producir imágenes, y es especialmente útil en obstetricia y cardiología.

- Radiología intervencionista
  - Este subcampo de la radiología permite a los médicos utilizar la imagen para guiar procedimientos mínimamente invasivos, ya sean biopsias, tratamientos vasculares u otras intervenciones.

- Retos actuales y futuro
  - **Protección contra la radiación**: cada vez se conocen mejor los riesgos y se sigue investigando para minimizar las dosis de radiación sin comprometer la calidad de la imagen.
  - **Inteligencia artificial y radiología**: la IA promete aumentar la precisión de los

diagnósticos, mejorar la detección de enfermedades y personalizar la atención al paciente.

- **Terapias radioguiadas**: Más allá de la simple detección, la radiología desempeña un papel cada vez más importante en las terapias guiadas por imágenes para tratar enfermedades directamente.

La radiología es un campo que ilustra la constante evolución de la medicina. Comenzó como un descubrimiento casual y ha evolucionado hasta convertirse en una compleja especialidad que combina conocimientos médicos e innovación tecnológica en beneficio de pacientes de todo el mundo.

Las diferentes técnicas de imagen médica

• Radiografía estándar

La radiografía estándar, a menudo denominada simplemente "radiografía", es la forma más antigua y común de diagnóstico médico por imagen. Utiliza rayos X para obtener imágenes bidimensionales del interior del cuerpo, lo que permite visualizar los huesos y determinados órganos. Veamos con más detalle qué es la radiografía estándar, cómo funciona, sus aplicaciones y sus ventajas e inconvenientes.

- Principio fundamental
    - **Producción de rayos X**: los rayos X se producen cuando una corriente eléctrica pasa a través de una bombilla de rayos X, provocando la emisión de fotones de alta energía.

- **Absorción diferencial**: Los rayos X atraviesan el cuerpo y se absorben en cantidades diferentes en función de la densidad del tejido. Los huesos, al ser más densos, absorben más rayos X y aparecen blancos en la radiografía. Los tejidos menos densos, como los músculos y los órganos, aparecen más oscuros.

- Aplicaciones comunes
  - **Examen óseo**: para detectar fracturas, infecciones, tumores o anomalías congénitas.
  - **Exploración torácica**: evaluar los pulmones, el corazón y otras estructuras torácicas para detectar infecciones, tumores o cardiopatías.
  - **Exploración abdominal**: para visualizar determinados órganos como el estómago, los intestinos, el hígado o la vejiga.
  - **Revisión dental**: Evaluación de la salud de dientes y encías.

- Procedimiento
  - **Colocación**: Se coloca al paciente para obtener el ángulo óptimo para el examen. Esto puede requerir varias tomas desde distintos ángulos.
  - **Protección contra la radiación**: los delantales de plomo pueden utilizarse para proteger determinadas partes del cuerpo de la exposición innecesaria a los rayos X.

- Beneficios
  - **Rapidez y accesibilidad**: las radiografías suelen ser rápidas, lo que las hace especialmente útiles en casos de urgencia.

- **Coste**: en comparación con otras modalidades de imagen, la radiografía es relativamente barata.
- **Facilidad de uso**: puede utilizarse en una amplia gama de entornos, incluidos hospitales, clínicas y consultas dentales.

- Inconvenientes y preocupaciones
    - **Exposición a la** radiación: aunque baja, existe exposición a la radiación. Los clínicos siempre se esfuerzan por seguir el principio ALARA (As Low As Reasonably Achievable) para minimizar esta exposición.
    - **Limitación de la imagen**: La radiografía ofrece imágenes en 2D, lo que puede limitar la visualización de determinadas anomalías o patologías.

- Tecnologías asociadas
    - **Radiografía digital**: en lugar de la película tradicional, las imágenes se capturan electrónicamente, lo que ofrece una mejor visualización y manejo.
    - **Fluoroscopia:** forma de radiografía en tiempo real, utilizada a menudo para guiar procedimientos médicos.

La radiografía estándar sigue siendo una piedra angular de la medicina diagnóstica. Aunque antigua en términos de tecnología médica, sigue evolucionando y desempeñando un papel esencial en la atención al paciente en todo el mundo.

• Tomografía computarizada (TC o escáner)

La tomografía computarizada, también conocida como TC o TAC, es una técnica médica de diagnóstico por imagen que utiliza rayos X para obtener imágenes transversales detalladas del cuerpo. En comparación con las radiografías estándar, ofrece una resolución de detalle mucho mayor, lo que permite a los médicos ver el interior del cuerpo con una claridad sin precedentes. Adentrémonos en el fascinante mundo del TAC.

- Principio fundamental
    - **Adquisición de imágenes**: El TAC utiliza un haz de rayos X giratorio para obtener imágenes desde distintos ángulos. A continuación, la máquina combina estas imágenes para crear secciones transversales detalladas del cuerpo.
    - **Imágenes en 3D**: apilando imágenes transversales, es posible reconstruir una imagen tridimensional de la zona de interés.

- El escáner CT
    - **Tubo de rayos X y detectores**: giran alrededor del paciente para captar imágenes desde distintos ángulos.
    - **La mesa de exploración**: el paciente se tumba en esta mesa, que se desplaza lentamente por el anillo del escáner.
    - **La consola de control**: la utilizan los técnicos para controlar el escáner y ver las imágenes.

- Aplicaciones comunes
    - **Evaluación cerebral**: Localización de tumores, hemorragias o anomalías vasculares.
    - **Exploración torácica**: detección de tumores, infecciones o enfermedades pulmonares.
    - **Estudio abdominal y pélvico**: Evaluación de órganos como el hígado, los riñones, la vejiga y los intestinos.

- **Angio-Escáner**: Visualización de vasos sanguíneos y detección de anomalías.
- **Evaluación de traumatismos**: localización precisa de las lesiones tras un accidente.

- Procedimiento
  - **Preparación del paciente**: Dependiendo de la exploración, puede administrarse un agente de contraste para mejorar la visualización.
  - **Posicionamiento**: El paciente debe permanecer quieto durante la exploración para obtener imágenes nítidas.
  - **Duración**: La mayoría de las tomografías computarizadas son rápidas y suelen realizarse en pocos minutos.

- Beneficios
  - **Detalles anatómicos**: las tomografías computarizadas ofrecen una resolución mucho mayor que las radiografías estándar.
  - **Flexibilidad**: puede utilizarse para examinar una amplia variedad de estructuras corporales.
  - **Procedimientos guiados**: Los escáneres pueden utilizarse para guiar biopsias u otros procedimientos.

- Inconvenientes y preocupaciones
  - **Exposición a la radiación**: la dosis de radiación de un TAC suele ser mayor que la de una radiografía estándar, por eso es tan importante la justificación clínica.
  - **Reacciones alérgicas**: En raras ocasiones, los pacientes pueden reaccionar al medio de contraste utilizado durante la exploración.

- Avances tecnológicos
  - **TC de haz cónico**: se utiliza principalmente en imagenología dental para obtener imágenes en 3D.
  - **Escáneres multicorte**: para una adquisición de imágenes más rápida y una mayor resolución.
  - **Aplicaciones de IA:** la inteligencia artificial se integra cada vez más para mejorar la detección de enfermedades y la precisión de las imágenes.

La tomografía computerizada es una potente herramienta que ha revolucionado la medicina diagnóstica. Actualmente es esencial en muchos campos, desde la neurología hasta la cirugía traumatológica, y sigue evolucionando gracias a los avances tecnológicos.

• Resonancia magnética (RM)

La resonancia magnética, comúnmente conocida como IRM, es una técnica médica de obtención de imágenes que utiliza potentes campos magnéticos y ondas de radio para producir imágenes detalladas de las estructuras internas del cuerpo. Se distingue por la ausencia de rayos X y su capacidad para diferenciar con precisión los tejidos blandos, lo que la hace indispensable en muchos campos de la medicina.

- Principio fundamental
  - **Fenómeno de resonancia magnética**: la IRM aprovecha el hecho de que los núcleos de hidrógeno del cuerpo humano (principalmente en el agua) reaccionan cuando se colocan en un campo magnético. Al ser estimulados por ondas de radio, estos núcleos emiten señales que se detectan y convierten en imágenes.

- **Contraste tisular**: la IRM es excepcional para diferenciar entre tejidos blandos, como el cerebro, los músculos, los tendones y los ligamentos.

- El escáner de resonancia magnética
  - **Imán**: genera el potente campo magnético necesario para el examen.
  - **Bobinas de transmisión/recepción**: Transmiten ondas de radio y detectan las señales devueltas.
  - **La mesa de exploración: el** paciente se tumba en esta mesa, que se desplaza dentro del túnel de la máquina.
  - **La consola de control**: utilizada por los tecnólogos para controlar la máquina y observar las imágenes.

- Aplicaciones comunes
  - **Neurología**: Evaluación detallada del cerebro y la médula espinal.
  - **Ortopedia**: Estudio de las articulaciones, ligamentos y tendones.
  - **Cardiología**: visualización del corazón y los vasos sanguíneos.
  - **Oncología**: detección y seguimiento de tumores.
  - **Examen de los órganos internos**: como el hígado, los riñones y los órganos pélvicos.

- Procedimiento
  - **Preparación del paciente**: Retirada de cualquier objeto metálico, comprobación de la existencia de implantes o dispositivos metálicos.

- **Posicionamiento**: El paciente debe permanecer quieto durante el examen para garantizar imágenes nítidas.
- **Contraste**: En algunos casos, puede utilizarse un agente de contraste para mejorar la visualización.

- Beneficios
  - **Sin rayos X**: la IRM no requiere radiación ionizante, lo que la hace ideal para determinados pacientes.
  - **Precisión de los tejidos blandos**: Capacidad inigualable para visualizar y diferenciar los tejidos blandos del cuerpo.

- Inconvenientes y preocupaciones
  - **Duración**: las exploraciones por RM pueden durar más que otros procedimientos de diagnóstico por imagen.
  - **Claustrofobia**: El estrecho túnel de la RM puede resultar incómodo para algunos pacientes.
  - **Restricciones por metales**: Los objetos o implantes metálicos pueden ser una contraindicación o requerir precauciones especiales.

- Avances tecnológicos
  - **Resonancia magnética funcional (RMf)**: Permite observar la actividad cerebral midiendo las variaciones del flujo sanguíneo.
  - **Resonancia magnética a campo abierto**: diseñada para ser menos claustrofóbica.
  - **Técnicas de imagen avanzadas**: difusión, perfusión y espectroscopia para estudios más especializados.

La resonancia magnética es un gran avance en el mundo de la imagen médica, que ofrece a los médicos herramientas inestimables para diagnosticar y tratar multitud de afecciones. Su complejidad técnica se ve compensada por su capacidad para proporcionar imágenes de una claridad y precisión excepcionales, lo que hace que esta modalidad sea indispensable en la medicina moderna.

• Ultrasonografía

La ultrasonografía es una técnica médica de diagnóstico por imagen que utiliza ondas sonoras de alta frecuencia para obtener imágenes de las estructuras internas del cuerpo. Suele utilizarse para visualizar los fetos durante el embarazo, pero sus aplicaciones van mucho más allá de la obstetricia.

- Principio fundamental
    - **Transmisión de ondas sonoras**: una sonda, denominada transductor, emite ondas sonoras que penetran en el cuerpo. Estas ondas se reflejan en las estructuras internas.
    - **Eco e imagen**: las ondas reflejadas (ecos) son captadas por el transductor y transformadas en una imagen electrónica.

- Equipo de ultrasonografía
    - **El transductor**: se coloca en contacto directo con la piel del paciente, a menudo utilizando un gel para facilitar la transmisión de las ondas.
    - **La consola**: donde se visualizan las imágenes y donde el tecnólogo puede ajustar diversos parámetros para optimizar la imagen.
    - **El monitor**: pantalla en la que se muestran las imágenes ecográficas en tiempo real.

- Aplicaciones comunes
  - **Obstetricia**: seguimiento del embarazo y visualización del feto.
  - **Cardiología**: Ecocardiografía para visualizar el corazón, sus válvulas y el flujo sanguíneo.
  - **Órganos abdominales**: hígado, riñones, vesícula biliar, etc.
  - **Órganos pélvicos**: Útero, ovarios, próstata.
  - **Estudios vasculares**: Doppler para evaluar el flujo sanguíneo.

- Procedimiento
  - **Preparación del paciente**: Dependiendo de la zona que se vaya a examinar, pueden darse instrucciones específicas, como tener la vejiga llena.
  - **Aplicación de gel**: se aplica un gel en la zona que se va a examinar para garantizar una buena conducción de las ondas sonoras.
  - **Exploración con el transductor**: El tecnólogo mueve el transductor sobre la zona de interés para obtener imágenes.

- Beneficios
  - **No invasiva**: la ecografía es un procedimiento suave que generalmente no requiere agujas, tintes ni radiación.
  - **Seguridad**: Se considera seguro y se utiliza habitualmente durante el embarazo.
  - **En tiempo real**: la ecografía ofrece visualización en tiempo real, ideal para visualizar estructuras en movimiento como el corazón.

- Limitaciones
  - **Interferencias con el aire y los huesos**: las ondas sonoras no penetran bien a través del

aire o los huesos, lo que puede limitar la visualización de determinadas estructuras.

- **Calidad de la imagen**: Las imágenes pueden verse afectadas por factores como la obesidad o la presencia de gases intestinales.

- Avances tecnológicos
    - **Ecografía 3D y 4D**: permite ver las estructuras en tres dimensiones y en "4D" (3D en movimiento).
    - **Elastografía**: evalúa la rigidez de los tejidos, útil en particular para evaluar el grado de fibrosis del hígado.
    - **Contraste mejorado**: uso de agentes de contraste especiales para mejorar la calidad de la imagen en determinadas situaciones.

La ultrasonografía es una modalidad de imagen versátil con una amplia gama de aplicaciones médicas. Es muy valiosa por su capacidad para proporcionar imágenes en tiempo real sin exponer al paciente a la radiación. Su naturaleza no invasiva y su relativa sencillez la convierten en una herramienta esencial para muchos profesionales sanitarios.

• Imágenes intervencionistas y otras modalidades

La imagen intervencionista engloba las técnicas de imagen que no sólo permiten visualizar el interior del cuerpo, sino también intervenir para tratar enfermedades o realizar biopsias. Representa un puente entre la medicina diagnóstica y la terapéutica. Además de la imagen intervencionista, existen otras modalidades de imagen menos comunes pero igualmente importantes.

- Principio de imagen intervencionista
    - **Guiado por imagen**: uso de imágenes en tiempo real para guiar instrumentos médicos dentro del cuerpo. Las técnicas de imagen utilizadas suelen incluir rayos X, ultrasonidos y resonancia magnética.
    - **Procedimientos mínimamente invasivos**: a diferencia de la cirugía abierta, el intervencionismo suele requerir sólo pequeñas incisiones o puntos de entrada percutáneos.

- Tipos de intervención
    - **Angioplastia y colocación de stents**: Para abrir arterias obstruidas.
    - **Embolización**: Bloqueo de un vaso sanguíneo para evitar una hemorragia o tratar un tumor.
    - **Ablación por radiofrecuencia**: destrucción de tumores mediante calor.
    - **Biopsias:** toma de muestras de tejido para su análisis.
    - **Drenaje**: Extracción de líquidos o abscesos.

- Equipamiento y tecnología
    - **Mesas de rayos X especiales**: diseñadas para soportar diversos instrumentos y permitir la obtención dinámica de imágenes.
    - **Catéteres, agujas y alambres guía**: instrumentos utilizados para navegar por el cuerpo.
    - **Agentes de contraste**: Para mejorar la visibilidad de los vasos sanguíneos y los órganos.

- Ventajas de la imagenología intervencionista
    - **Menos invasivo**: reduce el riesgo de infección y el tiempo de recuperación.

- **Alternativa a la cirugía**: Ofrece opciones de tratamiento para pacientes que no son buenos candidatos para la cirugía.
- **Eficacia**: Muchos de estos procedimientos tienen tasas de éxito comparables o incluso mejores que las técnicas quirúrgicas tradicionales.

- Otras modalidades de imagen
  - **Tomografía por emisión de positrones (PET)**: utiliza isótopos radiactivos para detectar zonas de alta actividad metabólica, a menudo asociadas a tumores.
  - **Mamografía**: diagnóstico por imagen específico de la mama para la detección precoz del cáncer de mama.
  - **Densitometría ósea**: mide la densidad mineral ósea para evaluar el riesgo de osteoporosis.
  - **Radiografía fluoroscópica**: Proporciona imágenes en tiempo real del interior del cuerpo, a menudo se utiliza para visualizar el aparato digestivo.

- Avances y futuro de la imagenología intervencionista
  - **Intervenciones robóticas**: uso de la robótica para una mayor precisión.
  - **Terapias dirigidas**: administración directa de fármacos o tratamientos a una zona específica, minimizando los efectos secundarios.
  - **Fusión de imágenes**: combinación de distintas modalidades para obtener imágenes completas y precisas.

La imagen intervencionista y otras modalidades de imagen desempeñan un papel crucial en la medicina contemporánea. Ofrecen formas innovadoras de diagnosticar, tratar y gestionar diversas afecciones, a menudo reduciendo la necesidad de procedimientos más invasivos y mejorando la calidad de vida de los pacientes.

Capítulo 2

DIARIO
DEL CUIDADOR
EN
RADIOLOGÍA

La llegada del paciente: preparación y acogida

La acogida de los pacientes en un servicio de radiología es una de las etapas cruciales del proceso de diagnóstico. A menudo es el primer contacto directo del paciente con el servicio, y su calidad puede influir en la percepción general de la atención recibida. Por lo tanto, una preparación adecuada y una cálida bienvenida son esenciales para que los pacientes se sientan cómodos y las exploraciones se desarrollen sin problemas.

- Concertar una cita
  - **Información preliminar**: Explique brevemente el procedimiento al paciente, mencionando cualquier preparación (ayuno, medicación, etc.).
  - **Recogida de datos**: historial médico, alergias, posibilidad de embarazo en el caso de las mujeres, etc.

- Bienvenida a la llegada
  - **Recepción e identificación**: comprobación de la identidad del paciente, confirmación de la cita y del examen a realizar.
  - **Ambiente relajante**: Asegúrese de que la zona de recepción está limpia, organizada y tranquiliza a los pacientes.
  -

- Preparación del paciente
  - **Guardarropa**: Proporcione instrucciones claras para cambiarse de ropa en caso necesario y dónde guardar los efectos personales.
  - **Cuestionario de salud**: rellene un formulario detallado sobre historial médico, medicación actual, alergias, etc.

- **Explicación del proceso**: Informe al paciente de lo que puede esperar durante el examen, cuánto durará y qué puede sentir.

- Expectativas y comodidad
  - **Zona de espera**: Proporcione un espacio cómodo con revistas o distracciones para los pacientes que esperan.
  - **Comunicación**: informar periódicamente al paciente del tiempo de espera restante o de cualquier retraso imprevisto.

- Consentimiento informado
  - **Información sobre la revisión**: Explique los beneficios, los riesgos potenciales y las alternativas.
  - **Firma del consentimiento**: Asegúrese de que el paciente ha comprendido toda la información facilitada y obtenga su firma.

- Acompañamiento a la sala de reconocimiento
  - **Orientación**: Un miembro del personal debe acompañar siempre al paciente a la sala de exploración.
  - **Presentación al equipo**: Presente brevemente al paciente al radiólogo o tecnólogo que realizará el examen.

- Después del examen
  - **Instrucciones posteriores al examen**: Informar al paciente de cualquier posible efecto secundario o precaución que deba tomar.
  - **Feedback**: Dar al paciente la oportunidad de hacer preguntas o compartir sus preocupaciones.

Recibir y preparar a los pacientes es algo más que un mero trámite administrativo. Desempeñan un papel fundamental a la hora de infundir confianza en el paciente, en la eficacia del examen y, en última instancia, en la calidad de la atención prestada. Un paciente bien informado y a gusto es más propenso a cooperar plenamente, lo que facilita el trabajo del equipo de radiología y optimiza la precisión de los resultados.

Seguridad y protección contra la radiación

• Principios básicos de la protección radiológica

La protección radiológica es una parte esencial de la práctica de la radiología y la imagen médica. Su objetivo es proteger tanto a los pacientes como al personal médico de los efectos potencialmente nocivos de las radiaciones ionizantes. Varios principios clave guían esta protección, garantizando que la exposición sea tan baja como sea razonablemente posible, al tiempo que se proporcionan imágenes diagnósticas de calidad.

- Justificación
  - **Evaluación del riesgo frente al beneficio**: Cualquier examen que utilice radiación debe justificarse sopesando los beneficios potenciales para el paciente frente a los riesgos asociados a la exposición.
  - **Alternativas**: Considerar modalidades alternativas de diagnóstico por imagen sin radiación (como la RM o la ecografía) si pueden proporcionar información diagnóstica comparable.

- Optimización
  - **Ajustes adaptados**: Ajuste los ajustes del equipo según el tipo de examen y la morfología del paciente para minimizar la exposición.
  - **Actualización de los equipos**: utilice máquinas modernas y en buen estado que incluyan funciones de reducción de dosis.
  - **Formación continua**: garantizar que el personal reciba formación periódica sobre las mejores prácticas y los últimos avances en protección radiológica.

- Limitación
  - **Límites de exposición**: Establecer límites de exposición claros para el personal médico a fin de garantizar su seguridad a largo plazo.
  - **Control personal**: Uso de dosímetros para controlar la exposición personal a lo largo del tiempo.

- Protección personal
  - **Ropa recubierta de plomo**: Utilice delantales, gafas y guantes recubiertos de plomo para protegerse de la radiación durante los procedimientos o exámenes.
  - **Pantallas protectoras**: Instale pantallas o paredes emplomadas para proteger al personal durante los procedimientos.

- Información y comunicación
  - **Información para los pacientes**: explicar claramente los riesgos y beneficios, y responder a las preguntas de los pacientes sobre la exposición.
  - **Protocolos normalizados**: Establecer protocolos claros para cada tipo de examen a

fin de garantizar un enfoque coherente y seguro.

- Gestión de incidentes
  - **Protocolos de emergencia**: Disponga de planes para responder a situaciones en las que podría producirse una sobreexposición accidental.
  - **Análisis e información de retorno**: revisión periódica de los incidentes para mejorar las prácticas y evitar que se repitan.

- Evaluación y seguimiento
  - **Auditorías periódicas**: realización de comprobaciones periódicas de equipos y procedimientos para garantizar que cumplen las normas de seguridad.
  - **Investigación y desarrollo**: mantenerse al día de las últimas investigaciones sobre protección radiológica y adaptar las prácticas en consecuencia.

La protección radiológica es un aspecto vital de la radiología moderna. Sin dejar de reconocer los increíbles beneficios diagnósticos y terapéuticos que ofrece la imagen médica, es esencial comprometerse a proteger a todos los implicados del riesgo de una exposición innecesaria o excesiva.

• Medidas de protección del personal

El personal que trabaja en los departamentos de diagnóstico por imagen está potencialmente expuesto a diario a radiaciones ionizantes. Para minimizar los riesgos asociados a esta exposición, es fundamental aplicar medidas de protección adecuadas. Estas medidas están diseñadas para garantizar la seguridad del personal al tiempo que le permiten proporcionar una atención de calidad al paciente.

- Equipos de protección individual (EPI)
    - **Delantales de plomo**: estas prendas gruesas y pesadas protegen el cuerpo de la exposición a la radiación.
    - **Guantes de plomo**: protegen las manos, que pueden estar especialmente cerca de la fuente de radiación durante determinados procedimientos.
    - **Gafas plomadas**: Estas gafas especiales protegen los ojos, que son sensibles a las radiaciones.
    - **Escudo tiroideo**: Escudo de plomo para proteger la glándula tiroides.

- Uso de dosímetros
    - **Vigilancia constante**: Los dosímetros portátiles registran la cantidad de radiación a la que se expone una persona.
    - **Análisis periódicos**: las lecturas de los dosímetros se comprueban periódicamente para garantizar que la exposición se mantiene dentro de los límites de seguridad.

- Mamparas y armarios de protección
    - **Paredes selladas**: Estas barreras protegen al personal de la radiación cuando no participan directamente en un procedimiento.
    - **Cabinas protegidas**: los tecnólogos pueden manejar las máquinas desde una cabina a prueba de radiaciones, lo que les protege de la exposición.

- Distanciamiento
  - **Principio de distancia**: cuanto más lejos se esté de una fuente de radiación, menor será la exposición. El personal está formado para mantenerse lo más lejos posible de la fuente.
  - **Utilización de herramientas de mango largo**: Mantener una distancia cuando se manipulen cerca de fuentes de radiación.

- Formación y educación
  - **Sesiones periódicas**: el personal recibe formación continua sobre las mejores prácticas en materia de protección radiológica.
  - **Actualizaciones**: Manténgase al **día** de las últimas investigaciones y recomendaciones en el campo de la protección contra las radiaciones.

- Protocolos y procedimientos
  - **Optimización de los exámenes**: Realización de los exámenes de forma que se utilice la menor dosis de radiación posible, obteniendo al mismo tiempo imágenes de calidad.
  - **Listas de comprobación**: uso de listas de comprobación para garantizar que se siguen todos los pasos de protección.

- Mantenimiento de equipos
  - **Inspecciones periódicas**: asegúrese de que los equipos funcionan correctamente y no presentan riesgos adicionales.
  - **Actualizaciones**: sustitución de equipos antiguos por versiones más modernas y seguras.

- Gestión del embarazo
    - **Notificación y seguimiento**: las trabajadoras embarazadas deben declarar su embarazo para que puedan tomarse medidas adicionales de protección del feto.
    - **Asignación a otras tareas**: Si es posible, reubique temporalmente a las trabajadoras embarazadas en puestos de trabajo con menor o nula exposición.

Proteger al personal es una prioridad en cualquier departamento de imagen médica. Combinando equipos de protección, protocolos estrictos, formación continua y supervisión periódica, es posible garantizar un entorno de trabajo seguro a la vez que se presta una atención al paciente de alta calidad.

• Protección del paciente

La seguridad del paciente es la piedra angular de cualquier servicio médico, y la radiología no es una excepción. Cuando se realizan exámenes médicos por imagen, es imperativo proteger a los pacientes de los riesgos potenciales asociados a las radiaciones ionizantes. He aquí cómo se hace:

- Justificación del examen
    - **Evaluación de riesgos y beneficios**: antes de cualquier examen radiológico, es crucial asegurarse de que los beneficios potenciales compensan los riesgos asociados a la exposición a la radiación.
    - **Consulta**: Los médicos tratantes, en colaboración con los radiólogos, deciden la mejor exploración para cada paciente.

- Optimizar la exposición
  - **Parámetros individuales**: El equipo se calibra en función de la morfología del paciente, la zona a visualizar y el objetivo clínico para minimizar la dosis garantizando la calidad de la imagen.
  - **Protocolos normalizados**: el uso de protocolos establecidos para exámenes comunes garantiza una dosis mínima y uniforme.

- Equipos de protección individual para pacientes
  - **Cojines y escudos protectores**: estos dispositivos, a menudo con plomo, se colocan sobre el paciente o a su alrededor para proteger órganos que no necesitan estar expuestos.
  - **Delantales de plomo para los pacientes**: En algunos casos, el paciente puede llevar un delantal de plomo para proteger determinadas partes del cuerpo durante el examen.

- Información y consentimiento
  - **Discusión preliminar**: Antes del examen, se informa al paciente de los riesgos y beneficios asociados al procedimiento.
  - **Consentimiento informado**: En determinadas situaciones, se obtiene un consentimiento por escrito para garantizar que el paciente comprende y acepta los riesgos.

- Alternativas sin radiación
  - **Exploración de otras opciones**: Siempre que sea posible, se considerarán técnicas de imagen sin radiación, como los ultrasonidos o la resonancia magnética, como alternativa a los rayos X o la tomografía computarizada.

- Seguimiento posterior al examen
  - **Monitorización**: En el raro caso de que se produzca una reacción adversa, el paciente es monitorizado y recibe la atención adecuada.
  - **Registro de exposiciones**: algunos establecimientos mantienen un historial de exposiciones radiológicas de cada paciente, lo que permite controlar la exposición acumulada a lo largo del tiempo.

- Formación del personal
  - **Técnicas de colocación**: el personal recibe formación para colocar correctamente a los pacientes a fin de evitar tomas innecesarias y minimizar la exposición.
  - **Actualizaciones**: El personal recibe formación periódica sobre nuevas técnicas y tecnologías para garantizar la seguridad del paciente.

- Mantenimiento y actualización de equipos
  - **Inspecciones**: los equipos se inspeccionan periódicamente para garantizar su funcionamiento correcto y seguro.
  - **Inversión**: Los establecimientos están invirtiendo en tecnologías modernas que a menudo ofrecen imágenes de mejor calidad con dosis más bajas.

Proteger a los pacientes es un compromiso ético y profesional. Combinando experiencia médica, tecnología punta, formación continua y comunicación transparente, podemos garantizar que cada examen sea seguro y eficaz.

Comunicación eficaz
con el equipo médico

La comunicación es un elemento esencial en el ámbito médico, sobre todo en el de la imagen médica, donde interactúan muchas especialidades. Una comunicación eficaz garantiza una atención óptima al paciente, una mejor comprensión de las necesidades clínicas y unos resultados de las pruebas pertinentes y precisos. He aquí los aspectos clave de una comunicación eficaz con el equipo médico:

- Aclaración de las solicitudes de examen
    - **Redacción precisa**: asegúrese de que la solicitud de examen indique claramente el tipo de examen requerido, el motivo clínico y cualquier información pertinente sobre el paciente.
    - **Discusión con el clínico**: En casos ambiguos, póngase en contacto con el médico tratante para aclarar la solicitud y asegurarse de que el examen es apropiado.

- Feedback rápido
    - **Emergencias**: En situaciones urgentes, transmita rápidamente los resultados preliminares a los médicos para que tomen decisiones inmediatas.
    - **Plataformas de comunicación**: utilice sistemas de comunicación electrónica, como PACS (Picture Archiving and Communication Systems), para compartir imágenes e informes.

- Reuniones multidisciplinares
    - **Consejos de tumores**: estas reuniones reúnen a especialistas de diversos campos para debatir casos complejos de cáncer.

- **Casos prácticos**: Presentar y debatir casos interesantes o inusuales con el equipo para enriquecer el conocimiento colectivo.

- Formación continua interdisciplinar
  - **Talleres**: Organizar sesiones de formación conjuntas con otras especialidades para mejorar la comprensión mutua de funciones y necesidades.
  - **Asistencia a congresos**: Anime al equipo a asistir a congresos médicos para mantenerse al día de los últimos avances y establecer contactos con otros profesionales.

- Comentarios constructivos
  - **Discutir técnicas**: Discutir con el equipo las mejores prácticas y técnicas para obtener imágenes de calidad.
  - **Comentarios sobre los informes**: Anime a los médicos a dar su opinión sobre los informes radiológicos para mejorar la pertinencia y claridad de la información.

- Ética y confidencialidad
  - **Respeto de la intimidad**: garantizar que todas las comunicaciones relativas a los pacientes cumplan la legislación sobre confidencialidad.
  - **Discusiones delicadas**: aborda con tacto y profesionalidad las discusiones sobre los resultados de los exámenes, especialmente cuando las noticias sean difíciles.

- Gestión de las diferencias de opinión
  - **Debate abierto**: Si un miembro del equipo médico no está de acuerdo con un resultado o una interpretación, es esencial entablar un

diálogo respetuoso para comprender las distintas perspectivas.

- **Consulta a un experto**: en casos complejos, busca una segunda opinión o consulta a un especialista para aclarar la situación.

En última instancia, la comunicación eficaz con el equipo médico es la clave para ofrecer una atención de calidad al paciente. Fomenta una mejor colaboración, refuerza la confianza mutua y garantiza que todos los profesionales implicados dispongan de la información necesaria para tomar las mejores decisiones para el paciente.

Comprender y anticipar las necesidades del radiólogo

El papel del auxiliar de imagen médica es crucial para el buen funcionamiento del departamento. Una parte importante de esta función es comprender y anticiparse a las necesidades del radiólogo. De este modo se consigue un diagnóstico más eficaz, se reducen los tiempos de espera de los pacientes y se mejora en general la atención al paciente. Veamos los elementos clave para responder eficazmente a las necesidades del radiólogo.

- Dominio   de las técnicas de imagen
  - **Protocolos normalizados**: conocer los procedimientos normalizados para cada tipo de exploración con el fin de preparar correctamente al paciente.
  - **Particularidades de los exámenes**: sepa en qué se diferencian los distintos exámenes en cuanto a preparación, colocación y duración.

- Preparación adecuada del paciente
  - **Historia clínica**: Recopilar información esencial sobre el estado de salud del paciente que pueda influir en la interpretación de las imágenes.
  - **Preparación física**: Asegúrese de que el paciente está correctamente colocado y cómodo para evitar artefactos y obtener imágenes claras.

- Gestión de emergencias
  - **Priorización**: identificación rápida de los casos que requieren atención inmediata para que el radiólogo pueda tratarlos de forma prioritaria.
  - **Comunicación**: Informar al radiólogo de cualquier información clínica relevante que pueda influir en la urgencia del diagnóstico.

- Organizar y archivar imágenes
  - **Sistemas de archivo**: Asegurarse de que todas las imágenes se archivan correctamente en sistemas, como PACS, con los detalles pertinentes para facilitar la consulta por parte del radiólogo.
  - **Anotaciones**: añade notas o marcadores a las imágenes cuando sea necesario para llamar la atención sobre las áreas de interés.

- Comunicación eficaz
  - **Transmisión de información**: facilite rápidamente al radiólogo cualquier información adicional obtenida durante el examen o comentarios del paciente que puedan ser relevantes para la interpretación.
  - **Feedback**: Pedir feedback sobre la calidad de la imagen y adaptarla en consecuencia para

satisfacer las necesidades del radiólogo en futuros exámenes.

- Actualización continua de las competencias
  - **Formación**: Asistir regularmente a cursos de formación para mantenerse al día de las últimas técnicas y tecnologías en imagen médica.
  - **Conversaciones con el radiólogo**: entable conversaciones con el radiólogo para comprender mejor sus necesidades y expectativas.

- Entorno de trabajo optimizado
  - **Área de trabajo**: Asegúrese de que el área de trabajo del radiólogo esté organizada, limpia y libre de distracciones.
  - **Equipos**: asegúrate de que todos los equipos necesarios, como pantallas de visualización, herramientas de anotación o sistemas de dictado, funcionan correctamente.

- Anticiparse a las necesidades
  - **Conocimiento de horarios**: sepa cuándo el radiólogo tiene periodos ocupados o consultas programadas para gestionar mejor el flujo de pacientes.
  - **Preparación de expedientes**: reúna por adelantado todos los expedientes, imágenes previas u otros documentos pertinentes para los casos previstos.

Centrándose en estos elementos, el celador puede facilitar enormemente el trabajo del radiólogo, mejorar la eficiencia del servicio y garantizar que los pacientes reciban la mejor atención posible. La estrecha colaboración y la comunicación abierta entre el celador y el radiólogo son esenciales para alcanzar estos objetivos.

Capítulo 3

TÉCNICAS
Y
COMPETENCIAS
ESPECÍFICAS

Colocación del paciente para diferentes procedimientos

La colocación correcta del paciente durante los procedimientos de diagnóstico por imagen es esencial para obtener imágenes precisas y garantizar su seguridad y comodidad. Los errores de posicionamiento pueden provocar artefactos, imágenes no diagnósticas o radiación innecesaria. A continuación se ofrece una descripción general de la colocación en algunos de los procedimientos de obtención de imágenes más habituales:

- Radiografía de tórax
    - **Posición de pie**: Paciente de frente al plato detector, brazos a los lados, hombros relajados y barbilla levantada.
    - **Posición lateral**: Paciente de lado, brazos levantados y manos entrelazadas por encima de la cabeza.
- Radiografía abdominal
    - **Decúbito supino**: El paciente se tumba boca arriba con los brazos a los lados.
    - **Posición lateral (de perfil)**: Paciente tumbado de lado, con las rodillas ligeramente flexionadas.
- Radiografía de la columna vertebral
    - **Posición anteroposterior (AP)**: Paciente de frente al plato detector, brazos levantados.
    - **Posición lateral**: Paciente de lado, brazos levantados y piernas ligeramente flexionadas.
- Radiografía de cráneo
    - **Posición lateral:** la cabeza del paciente girada hacia un lado, la oreja presionada contra la placa.

- **Posición AP**: Paciente de frente a la placa, boca cerrada y plano de Frankfurt paralelo a la placa.
- Mamografía
    - **Vista cráneo-caudal (CC)**: La mujer está de pie frente a la máquina, su pecho se coloca en la placa y se comprime suavemente.
    - **Oblicuo Mediolateral (MLO)**: La mujer se coloca de lado, el pecho se coloca sobre la placa y se comprime.
- Tomografía computerizada (TC)
    - La posición depende de la zona que se vaya a examinar. Por lo general, el paciente se tumba boca arriba, con los brazos extendidos por encima de la cabeza o apoyados a los lados, según la zona del cuerpo que se vaya a analizar.
- Resonancia magnética (RM)
    - Al igual que en la TC, la colocación depende de la zona que se vaya a examinar. A menudo se pide a los pacientes que crucen los brazos sobre el pecho o que los dejen a los lados. Pueden utilizarse cojines o soportes para estabilizar y reconfortar al paciente.
- Ultrasonografía
    - La posición varía en función del órgano que se vaya a examinar. Por ejemplo, para una ecografía pélvica, el paciente podría estar en decúbito supino con las rodillas flexionadas y los pies en los estribos. Para una ecografía abdominal, el paciente estaría en decúbito supino con el abdomen expuesto.

Cabe señalar que la colocación precisa puede variar en función del equipo, las indicaciones clínicas y las preferencias del radiólogo. El cuidador debe asegurarse siempre de que el paciente se sienta cómodo, seguro y bien informado durante todo el procedimiento. Una comunicación clara es esencial para tranquilizar al paciente y obtener su cooperación.

Ayuda en la administración productos de contraste

El uso de agentes de contraste en la obtención de imágenes médicas mejora la visibilidad de determinadas estructuras o zonas del cuerpo. Estos agentes suelen ser necesarios para obtener imágenes diagnósticas nítidas en modalidades como la tomografía computerizada (TC), la resonancia magnética (RM) o la radiografía. Aunque las enfermeras no administran directamente estos productos, desempeñan un papel fundamental en la preparación, el seguimiento y el tratamiento de los pacientes. He aquí una exploración detallada de ese papel.

- Comprender los medios de contraste
    - **Naturaleza y tipos**: Saber distinguir entre agentes de contraste yodados (utilizados en TC) y agentes a base de gadolinio (utilizados en RM), entre otros.
    - **Cómo funciona**: Descubra cómo y por qué estos agentes mejoran la visibilidad de la imagen.

- Evaluación previa del paciente
    - **Historial médico**: Identifique cualquier alergia, en particular a los productos de contraste, y otras posibles contraindicaciones (insuficiencia renal, por ejemplo).
    - **Consentimiento informado**: Asegurarse de que el paciente comprende la necesidad del medio de contraste, sus posibles beneficios y riesgos, y acepta su administración.

- Preparación del paciente
  - **Hidratación**: Anime a los pacientes a beber mucho líquido antes del examen, especialmente si se utilizan productos de contraste yodados.
  - **Ayuno**: Dependiendo de los protocolos, informe a los pacientes si necesitan ayunar antes del procedimiento.
  - **Acceso venoso**: Asegúrese de que el paciente dispone de un acceso venoso adecuado, a menudo un catéter, para la administración del producto.

- Control durante la administración
  - **Reacciones alérgicas**: Vigilar cuidadosamente al paciente para detectar signos de alergia o reacción adversa (erupción cutánea, dificultad respiratoria, mareos, etc.).
  - **Confort del paciente**: Algunos pacientes pueden sentir una sensación de calor o un sabor metálico durante la administración. Asegúreles que esto es normal.

- Cuidados posteriores a la administración
  - **Hidratación posterior al examen**: Anime a los pacientes a beber mucha agua para ayudar a eliminar el material de contraste de su sistema.
  - **Vigilancia de los efectos secundarios**: Aunque raros, pueden producirse efectos secundarios después del examen. Informe a los pacientes de los síntomas que deben vigilar y de cuándo consultar al médico.
  - **Retirada de la sonda**: Si se ha utilizado una sonda, procure retirarla con cuidado y desinfectar la zona.

- Comunicación con el equipo médico
  - **Compartir información**: Informe al radiólogo o al técnico de cualquier preocupación sobre el paciente, su estado o su reacción al medio de contraste.
  - **Documentación**: Registrar toda la información relevante sobre la administración, incluyendo el tipo de agente utilizado, la cantidad, el tiempo y cualquier reacción del paciente.

- Formación y actualizaciones
  - **Conocimientos actuales**: A medida que evolucionan las técnicas y los productos, es fundamental mantenerse al día de las últimas directrices y recomendaciones relativas a los agentes de contraste.

El auxiliar sanitario desempeña un papel fundamental en la experiencia del paciente durante la administración de medios de contraste, garantizando tanto la seguridad del paciente como la calidad de las imágenes obtenidas. Una buena formación, una comunicación eficaz y la atención a las necesidades del paciente son esenciales para desempeñar esta función con éxito.

Seguimiento posterior al examen: monitorización y confort del paciente

Tras someterse a un procedimiento médico de diagnóstico por imagen, el paciente puede experimentar diversas emociones y sensaciones físicas. La fase posterior al examen es tan crucial como el propio procedimiento para garantizar la seguridad, el bienestar y la comodidad del paciente. El auxiliar de enfermería tiene un papel fundamental en esta fase. He aquí una exploración detallada de este papel.

- Monitorización física del paciente
    - **Constantes vitales**: Compruebe periódicamente la tensión arterial, la frecuencia cardiaca, la respiración y la temperatura para asegurarse de que se mantienen dentro de los límites normales.
    - **Reacciones poscontraste**: Si se ha administrado un medio de contraste, vigilar cualquier reacción alérgica u otros efectos adversos.
    - **Reacciones post-intervención**: Si el paciente ha sido sometido a un procedimiento intervencionista, vigile la aparición de signos de hemorragia, infección u otras complicaciones en el lugar de la intervención.

- Evaluación del confort
    - **Dolor o malestar**: Pregunte al paciente sobre cualquier dolor o malestar experimentado y tome las medidas oportunas.
    - **Colocación**: Asegúrese de que el paciente está cómodo, sobre todo si va a estar en reposo durante algún tiempo.

- Apoyo emocional
    - **Ansiedad y preocupaciones**: Tranquilice a los pacientes, responda a sus preguntas y ayúdeles a comprender los pasos siguientes.
    - **Orientación**: Algunas exploraciones, sobre todo bajo sedación, pueden desorientar. Ayúdales a recobrar el sentido y a comprender su entorno.

- Instrucciones posteriores a la prueba
  - **Instrucciones médicas**: facilite instrucciones claras sobre la medicación, las actividades que deben evitarse y la posible necesidad de volver para un seguimiento.
  - **Hidratación**: Si se ha utilizado un medio de contraste, recordar al paciente la importancia de beber abundante agua para ayudar a eliminarlo.

- Comunicación con el equipo médico
  - **Informes de anomalías**: Informar inmediatamente al equipo médico de cualquier observación o preocupación relativa al paciente.
  - **Seguimiento**: Conozca el proceso de seguimiento, incluido cómo y cuándo recibirá el paciente sus resultados, y transmita esta información al paciente.

- Alta del paciente
  - **Proceso de alta**: Asegurarse de que el paciente está estable y preparado para abandonar el centro. Proporcionar todas las instrucciones escritas y verbales necesarias.
  - **Medio de transporte**: Si el paciente ha sido sedado o puede verse afectado por el examen, asegúrese de que dispone de un medio seguro para volver a casa.

- Documentación
  - **Notas de seguimiento**: Documente todos los detalles pertinentes del seguimiento posterior al examen, incluido el estado del paciente, las instrucciones dadas y cualquier comunicación con el equipo médico.

Garantizar que los pacientes se sientan atendidos, seguros y comprendidos después de la exploración puede tener un impacto significativo en su experiencia general del diagnóstico médico por imagen. La presencia tranquilizadora y la atención constante del cuidador son esenciales para garantizar una transición fluida desde el final del examen hasta la vuelta a la normalidad del paciente.

Gestión de situaciones de emergencia en imagen médica

El departamento de diagnóstico por imagen no es inmune a las situaciones de emergencia. Ya se trate de una reacción a un medio de contraste, una dificultad respiratoria repentina o una complicación con un procedimiento, el celador debe estar preparado para responder con rapidez y eficacia. He aquí un enfoque en profundidad de la gestión de emergencias en el diagnóstico médico por imagen.

- Reconocimiento precoz   de los signos
  - **Monitorización**: la monitorización constante de las constantes vitales puede dar indicios precoces de un problema incipiente.
  - **Observación**: Algunos pacientes pueden mostrar signos sutiles de malestar o angustia. Prestar atención a detalles como la palidez, la sudoración o la inquietud puede ser crucial.

- Reacción a las alergias
  - **Agentes de contraste**: Esté atento a los signos de una reacción alérgica a un agente de contraste, como erupción cutánea, dificultad para respirar o hinchazón.

- **Intervención rápida**: Disponga de antihistamínicos u otros tratamientos de urgencia y sepa cómo utilizarlos.

- Gestión de las complicaciones de la intervención
  - **Hemorragias**: cómo detener una hemorragia, aplicar un apósito o prevenir un hematoma.
  - **Infección**: reconocer los primeros signos de infección y cómo tratarlos.

- Dificultad respiratoria
  - **Obstrucción de las vías respiratorias**: Saber despejar las vías respiratorias de un paciente, ya sea manualmente o con un aspirador.
  - **Reanimación**: tener conocimientos básicos de RCP (reanimación cardiopulmonar) y saber utilizar un desfibrilador automático.

- Prepararse para emergencias médicas
  - **Equipo de emergencia**: Asegúrese de que el departamento disponga siempre de un carro de emergencia bien abastecido y actualizado.
  - **Formación**: Formación periódica en emergencias médicas y simulacros.

- Comunicación eficaz
  - **Alertar al equipo**: en caso de emergencia, sepa a quién llamar, ya sea al radiólogo, al personal de enfermería o a un equipo de reanimación.
  - **Información al paciente**: Tranquilizar al paciente mientras se le dan instrucciones claras sobre lo que debe hacer (por ejemplo, mantener la calma, respirar profundamente).

- Documentación posterior a la emergencia
    - **Informes**: para documentar con precisión lo ocurrido, las medidas adoptadas y el estado del paciente tras la emergencia.
    - **Análisis e información de retorno**: después de cada emergencia, organice reuniones informativas para evaluar lo que ha ido bien, lo que podría haberse hecho de otra manera y cómo mejorar la preparación en el futuro.

- Apoyo emocional
    - **Pacientes**: algunos pacientes pueden sentirse traumatizados por una situación de emergencia. Ofrezca apoyo emocional, escuche sus preocupaciones y tranquilícelos.
    - **Usted y sus colegas**: las emergencias también pueden ser estresantes para el personal. Fomente el debate abierto, el apoyo mutuo y, si es necesario, busque ayuda profesional para gestionar el estrés.

Las urgencias médicas por imagen requieren una respuesta rápida, una formación adecuada y la coordinación del equipo. El asistente sanitario, armado con las habilidades y conocimientos adecuados, puede desempeñar un papel vital para garantizar la seguridad y el bienestar de los pacientes en esos momentos críticos.

Capítulo 4

ÉTICA
Y
SENSIBILIDAD
EN
RADIOLOGÍA

Respetar la dignidad
y privacidad del paciente

En el mundo de la asistencia sanitaria, donde los pacientes se encuentran a menudo en situaciones vulnerables y expuestas, respetar su dignidad e intimidad no es sólo una cuestión de profesionalidad, sino un derecho fundamental del paciente. En el diagnóstico médico por imagen, en el que los pacientes pueden tener que desnudarse o colocarse de una forma específica para ser examinados, la importancia de esta consideración se acentúa. A continuación se expone un enfoque detallado de cómo el auxiliar asistencial puede garantizar el respeto de la dignidad y la intimidad del paciente.

- Comunicación transparente
  - **Explique los procedimientos**: antes de empezar, explique siempre al paciente lo que va a ocurrir, por qué y cómo. Esto ayuda a reducir la ansiedad y la incertidumbre.
  - **Obtención del consentimiento**: Antes de cualquier exploración o manipulación, asegúrese de obtener el consentimiento informado del paciente.

- Gestión de la ropa
  - **Ropa adecuada**: Proporcionar batas o ropa específica que cubra lo máximo posible, permitiendo al mismo tiempo el acceso necesario para el examen.
  - **Zona privada**: Asegúrese de que el paciente dispone de una zona privada para cambiarse.

- Posicionamiento delicado
  - **Maniobras respetuosas**: Al colocar al paciente, hágalo con suavidad y respeto.

Explique cada paso al paciente y pídale ayuda siempre que sea posible.

- **Protección de las zonas íntimas**: Utilice sábanas o toallas para cubrir las zonas que no sean directamente necesarias para el examen.

- Sensibilidad cultural
  - **Conozca las diferencias**: algunos pacientes pueden tener necesidades o preocupaciones específicas sobre la intimidad debido a su cultura o religión. Sea consciente de estos matices y respételos.
  - **Preferencias del personal**: si un paciente se siente más cómodo con un profesional sanitario de su mismo sexo, haga todo lo posible por complacerle.

- Confidencialidad de la información
  - **Protección de datos**: La información del paciente y los resultados de las pruebas deben tratarse con la máxima confidencialidad. Discuta los detalles únicamente con los profesionales sanitarios implicados y en los lugares adecuados.
  - **Seguridad de las imágenes**: asegúrese de que las imágenes o informes se almacenan de forma segura y sólo son accesibles para las personas autorizadas.

- Gestión de situaciones delicadas
  - **Pacientes ansiosos o avergonzados**: Ofrezca tranquilidad, paciencia y empatía.
  - **Situaciones inesperadas**: si un paciente se muestra repentinamente emocional o alterado, hay que darle espacio, apoyarle y buscar la ayuda de un profesional sanitario cualificado si es necesario.

- Formación continua
  - **Formación sobre la dignidad del paciente**: Participe en cursos de formación periódicos centrados en el respeto de la dignidad y la intimidad del paciente para mantenerse al día de las mejores prácticas y expectativas.

La confianza es un elemento clave en la relación entre el paciente y el profesional sanitario. Al respetar escrupulosamente la dignidad y la intimidad del paciente, el asistente sanitario crea un entorno de confianza que favorece no solo el bienestar del paciente, sino también la calidad de la asistencia prestada.

Comprender y tratar la ansiedad del paciente

La experiencia de un examen médico por imagen, aunque rutinaria para los profesionales sanitarios, puede ser una fuente importante de estrés para muchos pacientes. Ya sea por miedo a los resultados, por incomodidad ante el procedimiento o simplemente por lo desconocido, la ansiedad del paciente puede afectar no sólo a su experiencia general, sino también a la calidad de las imágenes obtenidas. A continuación se explica cómo un cuidador puede abordar y gestionar esta ansiedad.

- Reconocimiento y empatía
  - **Escucha activa**: Formule preguntas abiertas para que los pacientes puedan expresar sus preocupaciones. Un simple "¿Cómo se encuentra hoy?" puede abrir la puerta a una conversación.
  - **Respuestas empáticas**: Responde con compasión, mostrando que comprendes sus

sentimientos. Por ejemplo: "Me imagino lo estresante que debe ser esto para ti".

- Información y educación
    - **Explique el procedimiento**: Gran parte de la ansiedad se debe al miedo a lo desconocido. Describir detalladamente lo que el paciente puede esperar puede aliviar algunas de estas preocupaciones.
    - **Tiempo para preguntas**: Deje siempre espacio para que el paciente haga preguntas y respóndalas con sinceridad.

- Un entorno tranquilizador
    - **Disposición de la habitación**: una habitación bien iluminada, limpia y con elementos relajantes (como fotos o música suave) puede ayudar a reducir la ansiedad.
    - **Actitud profesional**: Su calma y asertividad pueden tener un efecto tranquilizador en el paciente.

- Técnicas de relajación
    - **Respiración profunda**: Anime al paciente a respirar profunda y lentamente. Esto puede ayudar a reducir la tensión y calmar la mente.
    - **Distracción**: Hablar de temas ligeros u ofrecer auriculares para escuchar música puede ayudar a distraer a los pacientes de su nerviosismo.

- Preparación previa
    - **Recursos escritos**: Facilitar folletos o prospectos en los que se describa el procedimiento puede ayudar a los pacientes a prepararse mentalmente de antemano.

- **Testimonios**: a veces, escuchar o leer las experiencias de otros pacientes puede tranquilizar a quienes están ansiosos.

- Presencia continua
    - **Permanecer cerca**: Para algunos pacientes, saber que un profesional está cerca y listo para intervenir puede reducir la ansiedad.
    - **Información constante**: mantenga informado al paciente durante todo el procedimiento sobre lo que está ocurriendo y lo que ocurrirá a continuación.

- Después del examen
    - **Informe**: Tras el procedimiento, dedique unos minutos a hablar con el paciente, responder a sus preguntas y tranquilizarle.
    - **Consejos para los siguientes pasos**: Informe al paciente de lo que va a ocurrir a continuación, ya sea otro examen, una cita de seguimiento o la espera de los resultados.

La clave para gestionar la ansiedad del paciente es la comunicación, la empatía y la comprensión. El cuidador, como punto de contacto inicial y constante del paciente, desempeña un papel esencial en la creación de una experiencia positiva, a pesar del estrés inherente al examen médico.

Consentimiento informado en radiología

El consentimiento informado es un paso crucial y ético en cualquier intervención médica, ya que garantiza que el paciente esté plenamente informado y de acuerdo con el procedimiento propuesto. En radiología, este paso es especialmente relevante dado el uso de radiaciones, medios de contraste y otros métodos que pueden presentar riesgos para el paciente. He aquí un análisis más detallado del concepto y su aplicación en radiología.

- Definición de consentimiento informado
    - **Un proceso, no sólo un documento**: se trata de una comunicación continua entre el profesional sanitario y el paciente, no sólo de la firma de un formulario.
    - **Tres componentes clave**: Información, comprensión y libre albedrío. El paciente debe recibir toda la información pertinente, comprenderla y tomar una decisión sin presiones externas.

- La importancia de la radiología
    - **Exposición a la radiación**: Informar al paciente de los riesgos potenciales asociados a la exposición a la radiación.
    - **Uso de agentes de contraste**: Algunos pacientes pueden experimentar reacciones alérgicas u otras complicaciones relacionadas con los agentes de contraste.
    - **Procedimientos invasivos**: Procedimientos como la biopsia guiada por imagen requieren una comprensión clara de los riesgos y beneficios.

- Información que debe facilitarse
    - **Naturaleza del examen**: explicación detallada de en qué consiste el procedimiento.
    - **Beneficios esperados**: cómo puede ayudar el examen a diagnosticar o tratar una enfermedad.
    - **Riesgos potenciales**: Efectos secundarios, complicaciones u otras posibles consecuencias.

- **Alternativas disponibles**: Otras opciones de examen o tratamiento, si existen.
- Qué puede ocurrir si no se realiza un examen: Consecuencias de no realizar un examen.

- Aplicación del proceso de consentimiento
    - **Discusión abierta**: Deje tiempo suficiente para una discusión en profundidad con el paciente.
    - **Lenguaje sencillo**: evite la jerga médica y asegúrese de que el paciente realmente la entiende.
    - **Confirmación de la comprensión**: Anime al paciente a hacer preguntas y a reformular lo que ha entendido para comprobar su comprensión.
    - **Documentación**: Proporciónele un formulario de consentimiento informado para que lo firme, pero asegúrese de que lo firma tras una conversación exhaustiva.

- Consideraciones particulares
    - **Menores y tutores**: En el caso de pacientes menores de edad, debe obtenerse el consentimiento de los padres o tutores legales.
    - **Pacientes incapaces de dar su consentimiento**: En el caso de pacientes incapaces de comprender o comunicarse, deben buscarse medios alternativos para obtener el consentimiento informado, por ejemplo a través de un representante legal.
    - **Situaciones de emergencia**: En situaciones en las que el tiempo es un factor crítico, puede modificarse el consentimiento informado, pero no debe minimizarse la importancia de la información.

- Denegación y retirada del consentimiento
  - **Derecho a negarse**: los pacientes siempre tienen derecho a negarse a someterse a un procedimiento, incluso después de haber dado su consentimiento.
  - **Gestionar la negativa**: Escuche las preocupaciones del paciente, facilite información adicional si es necesario, pero respete siempre su decisión.

El consentimiento informado en radiología no sólo es una obligación ética y legal, sino que también garantiza la confianza y la colaboración del paciente. Al conocer y respetar sus derechos, los profesionales sanitarios pueden garantizar una atención centrada en el paciente y unos resultados óptimos.

Navegar en dilemas éticos comunes

La radiología, como todos los campos de la medicina, se enfrenta a complejos dilemas éticos que pueden influir en la toma de decisiones clínicas y en la relación entre el paciente y el profesional sanitario. Para un asistente sanitario que trabaje en radiología, es esencial comprender estos dilemas y saber cómo abordarlos. A continuación se analizan algunos de estos dilemas éticos comunes y cómo abordarlos.

- Conflictos entre beneficio clínico y riesgo para el paciente
  - **Contexto**: aunque la exposición a la radiación es a menudo necesaria para un diagnóstico preciso, presenta riesgos. Dónde trazar la línea entre beneficio y riesgo?
  - **Navegación**: La necesidad de diagnóstico y tratamiento del paciente debe equilibrarse con la necesidad de minimizar la exposición a la

radiación. Es esencial mantener una conversación abierta con el radiólogo y el paciente.

- Consentimiento informado frente a necesidad imperiosa de diagnóstico
    - **Contexto**: ¿Qué debe hacerse si un paciente rechaza un examen necesario por motivos personales, a pesar de los riesgos potenciales para su salud?
    - **Navegación**: Escuche las preocupaciones del paciente, ofrézcale alternativas si es posible y respete su autonomía al tiempo que hace hincapié en la importancia médica del examen.

- Confidencialidad y derecho a la información
    - **Contexto**: ¿Quién debe tener acceso a las imágenes e informes radiológicos? ¿Cómo deben gestionarse las solicitudes de familiares u otros profesionales?
    - **Navegación**: asegúrate de que conoces la legislación sobre confidencialidad de datos médicos de tu país y respeta siempre el derecho del paciente a la confidencialidad.

- Gestión de errores
    - **Contexto**: ¿Qué ocurre si detecta un posible error en un informe o una imagen? ¿O si se da cuenta de que se ha examinado a un paciente equivocado?
    - **La navegación**: La honestidad y la transparencia son esenciales. Informe inmediatamente al radiólogo y considere la posibilidad de informar al paciente según los protocolos vigentes.

- Desigualdades en el acceso a la atención sanitaria
  - **Contexto**: no todos los pacientes tienen el mismo acceso a las técnicas de imagen avanzadas. Cómo puede gestionarse este desequilibrio?
  - **Navegación**: haga todo lo posible por tratar a todos los pacientes de forma justa y abogue por recursos y servicios equitativos siempre que sea posible.

- Presiones económicas
  - **Contexto**: la presión para acelerar los exámenes y aumentar el rendimiento puede afectar a la calidad de la asistencia.
  - **Navegación**: La prioridad debe ser siempre la seguridad y el bienestar del paciente. Si siente presiones que puedan comprometer la calidad de la atención, coméntelo con la dirección o considere otros canales de comunicación.

- Avances tecnológicos frente a ética
  - **Contexto**: las nuevas tecnologías pueden proporcionar imágenes más detalladas, pero ¿a qué precio? ¿Y cuándo sustituyen las máquinas al criterio humano?
  - **Navegación**: manténgase al día de los avances tecnológicos y sus implicaciones éticas. El juicio clínico humano siempre será esencial.

La resolución de dilemas éticos requiere un profundo conocimiento de los principios éticos, una comunicación abierta y un compromiso con el bienestar del paciente. Es esencial que los cuidadores, en colaboración con todo el equipo de radiología, reflexionen activamente sobre las cuestiones éticas y busquen formación y recursos para abordarlas con conocimiento de causa.

Capítulo 5

DESARROLLOS Y OPORTUNIDADES PROFESIONALES

Formación continua
y posibles especializaciones

La radiología es un campo en constante evolución, con rápidos avances tecnológicos y la aparición de nuevas metodologías y técnicas. Para un auxiliar sanitario que trabaje en radiología, es esencial mantenerse al día y considerar la posibilidad de especializarse para mejorar sus competencias y ofrecer la mejor atención posible al paciente. A continuación se ofrece un resumen de las opciones de formación continua y especialización disponibles para un auxiliar de radiología.

- Importancia de la formación continua
    - **Adaptarse a los avances tecnológicos**: los equipos de radiología mejoran constantemente, ofreciendo imágenes de mejor calidad y nuevas funciones.
    - **Mejora de la atención al paciente**: La formación continua le permite mejorar sus habilidades en la atención al paciente, sobre todo en casos complejos o poco frecuentes.
    - **Desarrollo profesional**: Esto abre la puerta a puestos más especializados o a mayores responsabilidades.

- Tipos de formación continua
    - **Talleres y seminarios**: estos cursos breves suelen centrarse en temas específicos y ofrecen una inmersión en nuevas técnicas o estudios de casos.
    - **Cursos en línea**: muchas instituciones ofrecen módulos de aprendizaje en línea adaptados a los profesionales de la radiología.
    - **Cursos de licenciatura**: Para quienes deseen profundizar sus conocimientos, existen

programas de licenciatura que pueden extenderse a lo largo de varios meses o años.

- Posibles especializaciones
  - **Radiología pediátrica**: se centra en la obtención de imágenes de niños, lo que requiere precauciones especiales y formación específica.
  - **Radiología intervencionista**: Esta subespecialidad combina el diagnóstico por imagen y la realización de procedimientos médicos mínimamente invasivos.
  - **Gestión y administración en radiología**: Para quienes deseen dirigir un equipo o departamento de radiología.
  - **Protección radiológica**: Especialización en técnicas y métodos para garantizar la seguridad de los pacientes y el personal frente a las radiaciones.
  - **Formación y docencia**: transmitir sus conocimientos a la próxima generación de auxiliares sanitarios y otros profesionales de la radiología.

- ¿Cómo elijo una especialidad?
  - **Identifica tus intereses**: ¿En qué aspectos del trabajo quieres centrarte? ¿Qué es lo que más te apasiona?
  - **Evalúe las oportunidades profesionales**: algunas especializaciones pueden ofrecer mejores oportunidades de empleo o de progresión.
  - **Considere la duración y el coste de la formación**: algunos programas pueden ser más accesibles que otros, tanto en términos de coste como de duración.

- Mantenerse al día
  - **Pertenencia a asociaciones profesionales**: estas organizaciones suelen ofrecer a sus miembros recursos, formación y oportunidades de establecer contactos.
  - **Asistir a congresos**: la asistencia a congresos de radiología puede proporcionar información sobre los últimos avances y tendencias en este campo.
  - **Lectura profesional**: Periódicos, revistas y libros especializados pueden ayudarle a mantenerse al día de las últimas investigaciones e innovaciones.

La formación continua y la especialización no son sólo formas de mejorar sus competencias, sino también de ofrecer una mejor atención al paciente y desarrollar su carrera profesional. Para un celador de radiología, la inversión en aprendizaje y crecimiento profesional es esencial para una carrera satisfactoria e impactante.

La radiología del futuro: ¿cuál es la función del auxiliar de cuidados?

A medida que avanza el siglo XXI, la radiología está experimentando una transformación radical gracias a la tecnología, la automatización y la inteligencia artificial. Estos cambios influirán en el papel de todos los profesionales que trabajan en imagen médica, incluidos los auxiliares de enfermería. Echemos un vistazo al futuro de la radiología y lo que significa para el auxiliar de enfermería.

- Integración creciente de la Inteligencia Artificial (IA)
  - **Automatización de tareas rutinarias**: con la IA analizando imágenes, muchas tareas básicas pueden automatizarse, liberando tiempo para los profesionales.
  - **El papel del cuidador**: supervisar e interactuar con estos sistemas de IA, garantizar la calidad de las imágenes antes de analizarlas y familiarizarse con las alertas o notificaciones.

- Modalidades de imagen más avanzadas
  - **Aparición de nuevas técnicas**: Seguirán apareciendo nuevas modalidades o versiones mejoradas de las técnicas existentes.
  - **Papel del auxiliar asistencial**: Recibir formación para asistir en estas nuevas técnicas, comprender sus ventajas y limitaciones y explicar estos procedimientos a los pacientes.

- Atención centrada en el paciente
  - **Mejor comunicación gracias a la tecnología**: los sistemas integrados permitirán una mejor comunicación entre los equipos médicos.
  - **El papel del cuidador**: utilizar estos sistemas para garantizar un flujo fluido de información y participar activamente en la coordinación de los cuidados del paciente.

- Entornos virtuales de imagen
  - **Simulaciones y realidad aumentada**: estas tecnologías podrían utilizarse para la formación o incluso para guiar determinadas intervenciones.
  - **Papel del auxiliar de enfermería**: Participar en estas sesiones de formación virtual,

asistiendo a los radiólogos durante los procedimientos asistidos por realidad aumentada.

- Teleradiología y teleasistencia
  - **Ampliación de los servicios a distancia**: con la telemedicina en auge, la radiología no es una excepción.
  - **Función del asistente sanitario**: asistir a los pacientes durante las sesiones de telerradiología, asegurarse de que el equipo funciona correctamente y facilitar la comunicación a distancia.

- Formación y educación
  - **Nuevos métodos de aprendizaje**: la realidad virtual y aumentada, así como otras herramientas tecnológicas, transformarán la formación en radiología.
  - **El papel del auxiliar de enfermería**: mantenerse al día de estos nuevos métodos de aprendizaje, participar activamente en la formación continua.

- Cuestiones éticas y reglamentarias
  - **Navegar por un panorama cambiante**: con la aparición de nuevas tecnologías, surgirán nuevas cuestiones éticas y normativas.
  - **El papel del auxiliar de cuidados**: ser consciente de los dilemas éticos, participar en la formación sobre las nuevas normativas y garantizar que los cuidados se centren siempre en el paciente.

La radiología del futuro promete ser tan apasionante como compleja. Aunque la tecnología desempeñará un papel predominante, la importancia del elemento humano

-compasión, empatía, comunicación- seguirá siendo fundamental. El asistente sanitario, como vínculo esencial entre la tecnología y el paciente, seguirá desempeñando un papel crucial en la prestación de una asistencia de alta calidad en el campo de la radiología, en constante evolución.

Redes y desarrollo profesional

El desarrollo profesional no consiste únicamente en adquirir nuevas competencias técnicas o cursar estudios formales. El trabajo en red, es decir, la creación y el mantenimiento de relaciones profesionales, es un aspecto crucial para avanzar en la carrera, descubrir oportunidades y enriquecer los conocimientos. En el mundo de la radiología, esto es aún más cierto dado el rápido ritmo de los cambios tecnológicos y clínicos.

- ¿Por qué es crucial trabajar en red?
    - **Acceso a oportunidades**: muchos empleos y oportunidades de formación nunca se anuncian, sino que se transmiten de boca en boca.
    - **Compartir conocimientos**: las reuniones con colegas brindan la oportunidad de intercambiar información, técnicas y estudios de casos.
    - Tutoría: Las relaciones profesionales sólidas pueden dar lugar a relaciones de tutoría, que son inestimables para el crecimiento profesional.
    - **Colaboración**: Las relaciones establecidas pueden conducir a la colaboración en proyectos, investigaciones u otras iniciativas.

- ¿Dónde y cómo trabajar en red?
  - **Conferencias y seminarios**: estos actos atraen a profesionales de diversos ámbitos y suelen ofrecer oportunidades para establecer contactos.
  - **Asociaciones profesionales**: muchas asociaciones relacionadas con la radiología organizan actos, talleres y reuniones para sus miembros.
  - **Redes sociales profesionales**: sitios como LinkedIn pueden utilizarse para establecer y mantener relaciones profesionales.
  - **Cursos de formación y talleres**: participar en cursos de formación puede ponerle en contacto con formadores y otros participantes con intereses similares.
  - **Hospitales y clínicas**: Participe activamente en eventos o grupos internos dedicados a la radiología o la medicina.

- Consejos para crear redes eficaces
  - **Sé auténtico**: no se trata sólo de recibir, sino también de dar. Comparte tus conocimientos y muéstrate dispuesto a ayudar a los demás.
  - **Prepare una breve presentación**: saber presentarse breve y eficazmente es esencial a la hora de conocer gente.
  - **Manténgase al día**: Manténgase al día de los últimos avances en radiología para poder debatir temas relevantes.
  - **Seguimiento**: Después de conocer a alguien, envíale un mensaje o un correo electrónico para darle las gracias y expresarle tu interés por seguir en contacto.
  - **Manténgase activo**: la creación de redes es un esfuerzo continuo. Intenta asistir con

regularidad a eventos o participar en debates en línea.

- Gestión del desarrollo profesional
  - **Planifique con antelación**: establezca objetivos profesionales e identifique cómo puede ayudarle el trabajo en red a alcanzarlos.
  - **Organícese**: Lleve un registro de las personas que conoce, los próximos acontecimientos y las oportunidades que se le presentan.
  - **Pida opiniones**: a veces, una perspectiva externa puede ofrecer valiosas ideas sobre su carrera o sus aptitudes.

La creación de redes, cuando se aborda de forma proactiva y reflexiva, puede ser un activo importante para el desarrollo profesional de cualquier persona que trabaje en radiología. Al invertir tiempo y esfuerzo en establecer relaciones significativas, los auxiliares sanitarios no sólo pueden ampliar sus horizontes profesionales, sino también realizar una contribución significativa a la comunidad radiológica en su conjunto.

Capítulo 6

TESTIMONIOS Y EXPERIENCIAS

Días típicos y atípicos:
historias de auxiliares de enfermería

La radiología, como muchos otros campos de la medicina, ofrece una gran variedad de experiencias. Cada día aporta su cuota de experiencias de aprendizaje, retos y sorpresas. A través de las historias de los auxiliares asistenciales, nos adentramos en las realidades cotidianas y las situaciones excepcionales de esta profesión.

Un día normal
- *Julie, asistente durante 5 años*
  Julie suele empezar el día consultando la agenda. Tras preparar las salas de exploración, recibe a los primeros pacientes. La mayor parte de su tiempo lo dedica a preparar a los pacientes para las exploraciones, velar por su comodidad y trabajar con el técnico radiólogo. La comunicación es esencial: explicar los procedimientos, tranquilizar a los pacientes ansiosos y asegurarse de que están colocados correctamente. Al final del día suele desinfectar las salas, guardar el equipo y prepararse para el día siguiente.

Un día insólito
- *Antoine, asistente en el servicio de radiología durante 3 años*
  Antoine recuerda un día en que el equipo principal de rayos X se averió. Mientras se ocupaba de los pacientes que ya estaban presentes, el equipo tuvo que reorganizar rápidamente la jornada, enviando a algunos pacientes a casa y dando prioridad a los casos urgentes utilizando el equipo secundario. Al mismo tiempo, un paciente ansioso tuvo una reacción alérgica a un medio de contraste. Antoine tuvo que gestionar la situación en colaboración con el equipo

médico, al tiempo que tranquilizaba a los demás pacientes en la sala de espera.

Un día excepcional
- *Sofía, auxiliar de cuidados desde hace 8 años*
Sofía relata un día marcado por la llegada improvisada de una celebridad a la planta. El equipo tuvo que gestionar la expectación suscitada por la visita, manteniendo la confidencialidad de su identidad. Fue un ejercicio de equilibrio entre prestar una atención de calidad, respetar la intimidad de la celebridad y gestionar la curiosidad de los demás pacientes y del personal.

Un día gratificante
- *Kévin, auxiliar de cuidados en radiología durante 2 años*
Kévin nos habla de un día en el que atendió a un paciente con discapacidad auditiva que no hablaba francés. Gracias a sus conocimientos de lengua de signos, que había aprendido durante su formación continua, pudo comunicarse con el paciente, tranquilizarlo y garantizar un procedimiento sin problemas. Aquel día sintió una gran satisfacción profesional por haber podido marcar la diferencia para ese paciente.

Estas historias ponen de relieve la variabilidad de las experiencias en radiología. Demuestran que, aunque a primera vista todos los días parezcan típicos, nunca faltan los retos, las sorpresas y las oportunidades de aprendizaje para los celadores de radiología.

Retos y recompensas del trabajo

Ser celador de radiología, como otras profesiones médicas, está lleno de retos y recompensas. Aunque cada día puede presentar sus propios obstáculos, las recompensas y los logros proporcionan la gratificación que motiva a muchos profesionales a seguir su carrera con pasión.

Desafíos
- **Carga de trabajo y estrés**: la creciente demanda de servicios de diagnóstico por imagen suele traducirse en días ajetreados. Gestionar una apretada agenda al tiempo que se garantiza que cada paciente recibe una atención de calidad puede resultar estresante.
- **Actualización tecnológica**: la rápida evolución de las tecnologías de la imagen exige una formación continua para mantenerse al día, lo que puede resultar difícil de compaginar con el trabajo diario.
- **Controlar a los pacientes ansiosos**: la ansiedad que rodea a los procedimientos médicos es común, y puede ser difícil tranquilizar y calmar a algunos pacientes.
- **Riesgos para la salud**: A pesar de las medidas de protección radiológica, los profesionales de la radiología están potencialmente expuestos a las radiaciones. Por ello, deben estar siempre alerta.
- **Cuestiones emocionales**: los asistentes sanitarios pueden encontrarse con pacientes en situaciones médicas complejas o angustiosas, que pueden tener un impacto emocional.

Premios
- **Impacto positivo en la salud del paciente**: Desempeñar un papel central en el diagnóstico y tratamiento de los pacientes es extremadamente

gratificante. Un buen diagnóstico puede cambiar la vida de un paciente.

- **Desarrollo profesional continuo**: la necesidad de mantenerse al día en tecnología ofrece numerosas oportunidades de formación y desarrollo profesional.
- **Relaciones con los pacientes**: muchos auxiliares de cuidados disfrutan de las interacciones cotidianas con los pacientes y encuentran gratificante ofrecerles apoyo y tranquilidad.
- **Reconocimiento profesional**: trabajar en un campo especializado como la radiología ofrece cierto grado de reconocimiento. Otros profesionales sanitarios valoran las competencias y los conocimientos de los auxiliares sanitarios.
- **Variedad cotidiana**: ningún día en radiología es igual a otro. Los distintos casos, procedimientos y retos hacen que cada día sea único.
- **Satisfacción de trabajar en equipo**: La radiología es trabajo en equipo. Trabajar con radiólogos, técnicos y otros profesionales te da un sentimiento de pertenencia y camaradería.

En última instancia, a pesar de los retos inherentes a ser celador de radiología, las numerosas recompensas, tanto profesionales como personales, hacen que la profesión sea profundamente gratificante.

Consejos para principiantes y estudiantes

La transición de la formación teórica a la práctica clínica puede ser un salto monumental para muchos estudiantes y novatos en radiología. He aquí algunos consejos para facilitar la transición y garantizar una experiencia gratificante desde el principio.

- **Cultive su curiosidad**: la tecnología y los protocolos radiológicos evolucionan constantemente. Mantenga una actitud de aprendizaje constante, haga preguntas y no tenga miedo de admitir lo que no sabe.
- **Construya relaciones profesionales sólidas**: su equipo es su mayor recurso. Conozca a sus colegas, intercambie experiencias y pídales consejo. El trabajo en equipo es fundamental en radiología.
- **Practique la comunicación empática**: sus interacciones con los pacientes variarán. Algunos pueden estar ansiosos o asustados. La escucha activa y la empatía pueden ayudar a establecer una relación de confianza.
- **Tenga paciencia**: su formación le ha dado las nociones básicas, pero la maestría llega con la práctica. Espera cometer errores, pero considéralos oportunidades de aprendizaje.
- **Piense en su seguridad**: familiarícese con los protocolos de protección radiológica y sígalos escrupulosamente. La seguridad debe ser siempre una prioridad, tanto para ti como para tus pacientes.
- **Mantén un equilibrio entre tu vida profesional y personal**: ser celador de radiología puede ser un trabajo exigente. Asegúrate de dedicarte tiempo a ti mismo, descansar y recargar las pilas.
- **Aproveche las oportunidades de formación continua**: el campo de la radiología ofrece una amplia gama de especializaciones y avances tecnológicos. Participe en seminarios, talleres y otros cursos de formación para ampliar sus conocimientos.
- **Organícese**: una buena gestión del tiempo y una buena organización pueden ayudarle a gestionar su carga de trabajo y reducir el estrés. Encuentra un sistema que te funcione y cíñete a él.
- **Busque mentores**: si es posible, encuentre un mentor experimentado que pueda orientarle, darle

consejos prácticos y ayudarle a navegar por las primeras etapas de su carrera.

- **Manténgase al día**: suscríbase a revistas profesionales, participe en foros en línea o en grupos de debate para estar al día de las últimas novedades y tendencias del sector.
- **Prepárese para los días difíciles**: No todos los días serán perfectos. Habrá retos, sorpresas y momentos estresantes. Ten una estrategia para afrontarlos, ya sea hablar con un colega de confianza, practicar la meditación o escribir en un diario.
- **Celebre sus éxitos**: incluso las pequeñas victorias, como un paciente especialmente agradecido o el dominio de una técnica, merecen ser celebradas. Tómate tu tiempo para reconocer tus éxitos y los de tu equipo.

Adentrarse en el mundo de la radiología como novato puede ser desalentador, pero con el apoyo, la preparación y la actitud adecuados, también puede ser extremadamente gratificante. Acepta cada experiencia como una oportunidad para aprender y crecer en tu carrera.

Capítulo 7

HARDWARE
Y
TECNOLOGÍA
EN
RADIOLOGÍA

Entender cómo funciona máquinas

• Mantenimiento y limpieza

El mantenimiento y la limpieza de los equipos de radiología son esenciales para garantizar su óptimo funcionamiento y la seguridad y el bienestar de los pacientes y el personal. Estas tareas requieren una atención especial porque repercuten directamente en la calidad de las imágenes producidas y en la eficiencia general del departamento.

1. Importancia del mantenimiento y la limpieza
   - **Fiabilidad de los equipos**: los equipos bien mantenidos tienen menos probabilidades de averiarse, lo que reduce el tiempo de inactividad y los costes asociados.
   - **Calidad de imagen**: las máquinas limpias y en buen estado producen imágenes de mejor calidad, esenciales para un diagnóstico preciso.
   - **Seguridad del paciente y del personal**: el mantenimiento reduce el riesgo de exposición accidental a la radiación y garantiza el correcto funcionamiento de los dispositivos de protección. Además, un equipo limpio minimiza el riesgo de infecciones nosocomiales.

2. 2. Procedimientos de mantenimiento
   - **Mantenimiento preventivo**: se trata de inspecciones y revisiones periódicas de los equipos para evitar posibles averías. Incluye calibración, actualizaciones de software, sustitución de piezas desgastadas y pruebas de rendimiento.
   - **Mantenimiento correctivo**: se realiza en respuesta a un fallo o avería. El objetivo es reparar o sustituir las piezas defectuosas del equipo.

3. Protocolos de limpieza
- **Limpieza diaria**: Elimine el polvo y los residuos con paños suaves. Las superficies de contacto frecuente, como pomos y tiradores, deben limpiarse con desinfectantes suaves para evitar la propagación de gérmenes.
- **Limpieza a fondo**: Dependiendo de la frecuencia de uso y de las recomendaciones del fabricante, debe realizarse una limpieza más a fondo. Esto puede incluir el uso de soluciones desinfectantes específicas y el desmontaje parcial del equipo para una limpieza a fondo.
- **Limpieza después de la contaminación**: En caso de contacto con fluidos corporales u otros contaminantes, la limpieza y desinfección inmediatas son esenciales.

4. Formación y sensibilización
- El personal que utilice los equipos debe recibir formación sobre los protocolos de limpieza y mantenimiento adecuados. Así se garantiza que todo el mundo esté en la misma onda y cumpla las normas.
- También es esencial ser consciente de las señales que indican que el equipo requiere mantenimiento, como cambios en la calidad de la imagen, ruidos inusuales o fallos recurrentes.

5. Documentación y seguimiento
- Todas las operaciones de mantenimiento y limpieza deben registrarse. Esto garantiza una supervisión adecuada y ayuda a identificar tendencias o problemas recurrentes.

En última instancia, el mantenimiento y la limpieza en radiología van más allá de mantener los equipos en buen estado. Se trata de garantizar que cada paciente reciba una atención de la máxima calidad en un entorno seguro e higiénico.

• Innovaciones recientes y futuras

La radiología, como muchos otros campos de la medicina, evoluciona constantemente gracias a los avances tecnológicos y los descubrimientos científicos. He aquí un repaso a las innovaciones recientes y las tendencias futuras que podrían configurar el panorama de la imagen médica en los próximos años.

1. Innovaciones recientes
   • **Inteligencia artificial (IA) y aprendizaje automático**: estas tecnologías ayudan a los radiólogos a analizar las imágenes con mayor rapidez y precisión. Los algoritmos pueden detectar anomalías que el ojo humano podría pasar por alto.
   • **Radiología digital**: se necesita menos radiación para producir imágenes de alta calidad, lo que reduce la exposición de los pacientes.
   • **Imágenes híbridas**: tecnologías como la PET-RM combinan modalidades de imagen para ofrecer una imagen más completa del cuerpo humano.
   • **Imágenes en 3D y 4D**: estas técnicas ofrecen una visión más detallada y dinámica de las estructuras internas, lo que resulta especialmente útil en obstetricia y cardiología.

2. Innovaciones previstas
   • **Radiología aumentada**: el uso de la realidad aumentada podría ayudar a los radiólogos a superponer imágenes radiológicas sobre el cuerpo del paciente en tiempo real durante los procedimientos.
   • **Automatización**: A medida que se desarrolle la IA, podrán automatizarse muchos procesos, como la

concertación de citas, la clasificación de casos según su urgencia e incluso el análisis inicial de imágenes.

- **Tecnologías portátiles**: al igual que los ecógrafos portátiles, otros dispositivos de diagnóstico por imagen podrían hacerse más compactos, lo que permitiría a los médicos llevar consigo sus equipos.
- **Imágenes moleculares**: esta tecnología va más allá de la visualización de estructuras para mostrar lo que ocurre a nivel molecular, ofreciendo valiosa información sobre las enfermedades y su progresión.
- **Formación a distancia y telerradiología**: con los avances de la tecnología de las comunicaciones, es probable que cada vez más formación y diagnósticos se realicen a distancia, lo que permitirá a los radiólogos trabajar y aprender desde cualquier lugar.
- **Imágenes predictivas**: gracias a la IA y al análisis en profundidad de datos, podría ser posible predecir la progresión de una enfermedad o la susceptibilidad de un paciente a determinadas afecciones a partir de sus imágenes.

3. Retos y consideraciones

Aunque prometedoras, estas innovaciones también plantean retos. La protección de los datos de los pacientes, la necesidad de formación continua de los profesionales sanitarios y el elevado coste de algunas nuevas tecnologías son preocupaciones importantes. Además, es crucial garantizar que estas innovaciones aumenten la precisión y la eficiencia sin comprometer la calidad de la asistencia.

La radiología está a la vanguardia de muchos avances apasionantes en medicina, y los próximos años prometen estar llenos de descubrimientos e innovaciones que seguirán transformando este campo.

Accesorios y equipamiento adicional

• Camillas, fundas y cojines

En un departamento de radiología, la comodidad y la seguridad del paciente son primordiales. Las mesas de exploración, las fundas y los cojines desempeñan un papel esencial a este respecto. Estos elementos garantizan no sólo el bienestar del paciente, sino también la calidad de las imágenes obtenidas.

1. Mesas de examen
   - **Diseño ergonómico**: modernas y diseñadas para ofrecer la máxima comodidad, las mesas de exploración son regulables en altura y pueden inclinarse o moverse en distintas direcciones para adaptarse a los diferentes tipos de exploración radiológica.
   - **Capacidad de carga**: Las camillas están diseñadas para soportar pacientes de distintos pesos, con capacidades de hasta 200 kg o más, según el modelo.
   - **Integración tecnológica**: muchas mesas están equipadas con sensores integrados y otras tecnologías que interactúan directamente con el equipo de radiología, facilitando la adquisición de imágenes.

2. Cubiertas de mesa
   - **Protección contra las infecciones**: se utilizan fundas desechables para minimizar el riesgo de propagación de infecciones. Se retiran y sustituyen después de cada paciente.
   - **Mayor comodidad**: algunas fundas están acolchadas o fabricadas con materiales blandos para mejorar la comodidad del paciente durante el examen.

- **Facilidad de uso**: suelen estar diseñados para ser fácilmente extraíbles y desechables, lo que garantiza una higiene óptima con el mínimo esfuerzo.

3. Cojines y soportes
- **Posicionamiento preciso**: las almohadillas son esenciales para posicionar al paciente con precisión, garantizando la mejor calidad de imagen posible. Pueden colocarse bajo la cabeza, el cuello, las rodillas u otras partes del cuerpo.
- **Reducción de movimientos**: las almohadillas también ayudan a estabilizar al paciente, reduciendo los movimientos involuntarios que podrían comprometer la calidad de la imagen.
- **Materiales radiotransparentes**: estas almohadillas suelen estar fabricadas con materiales especiales que no interfieren con la radiación, por lo que no aparecen en las radiografías.
- **Higiene y facilidad de limpieza**: al igual que ocurre con las mesas de exploración, es fundamental que los cojines y soportes sean fáciles de limpiar y desinfectar.

Las camillas, fundas y cojines desempeñan un papel discreto pero crucial en radiología. Aseguran la comodidad del paciente al tiempo que garantizan la calidad de la imagen. A medida que evolucione la tecnología, cabe esperar nuevas innovaciones en estos equipos, que combinen aún mejor funcionalidad, seguridad y comodidad.

• Sistemas de retención y ayudas para el posicionamiento

Los dispositivos de sujeción y posicionamiento son esenciales para garantizar que el paciente permanezca estable y en la posición correcta durante los procedimientos radiológicos. Esto no sólo ayuda a obtener imágenes de alta calidad, sino que también garantiza la seguridad y comodidad del paciente. A continuación se ofrece una explicación detallada de estos dispositivos y su importancia.

1. ¿Por qué utilizar medios de sujeción y posicionamiento?
   - **Reducir el movimiento**: cualquier movimiento, por leve que sea, puede hacer que una imagen se vuelva borrosa o menos nítida, lo que dificulta el diagnóstico.
   - **Garantizar la comodidad**: colocar al paciente en la posición correcta puede reducir las molestias, especialmente durante exploraciones prolongadas.
   - **Protección del paciente**: En algunos procedimientos, es esencial que el paciente permanezca en una posición específica para evitar lesiones.

2. Tipos de sujeción
   - **Correas de velcro**: Estas correas ajustables pueden utilizarse para sujetar suavemente las extremidades del paciente.
   - **Férulas: se** utilizan principalmente para inmovilizar una parte concreta del cuerpo, como el brazo o la pierna.
   - **Arneses y cinturones**: Pueden utilizarse para estabilizar el tronco del paciente.

3. Ayudas para el posicionamiento
   - **Cuñas y bloques de espuma**: Estos dispositivos, a menudo radiotransparentes, ayudan a elevar o apoyar una parte del cuerpo para obtener el ángulo deseado para la obtención de imágenes.
   - **Cojines hinchables**: pueden ajustarse para proporcionar el nivel adecuado de apoyo cuando sea necesario.

- **Correas de posicionamiento**: pueden utilizarse para mantener al paciente en una posición específica, como durante un examen de la columna vertebral.
- **Placas de posicionamiento**: estas placas rígidas pueden colocarse bajo el paciente para proporcionarle un soporte estable.

4. Consideraciones al utilizar dispositivos de sujeción y ayudas para el posicionamiento
- **Comunicación**: es esencial explicar al paciente por qué es necesario el dispositivo y asegurarse de que se sienta cómodo durante todo el procedimiento.
- **Comprobaciones periódicas**: el personal debe comprobar periódicamente que el dispositivo no esté demasiado apretado ni resulte incómodo.
- **Formación**: El personal debe recibir una formación adecuada sobre cómo y cuándo utilizar estos dispositivos, basada en las mejores prácticas y protocolos de seguridad.

Los dispositivos de sujeción y posicionamiento desempeñan un papel crucial en radiología, ya que garantizan que las imágenes sean claras y precisas, al tiempo que mantienen al paciente seguro y cómodo. Mediante el uso correcto de estas herramientas, los profesionales de la radiología pueden proporcionar una atención de calidad al tiempo que garantizan el bienestar de sus pacientes.

La importancia de la colaboración con técnicos radiólogos

El mundo de la radiología es complejo y multidisciplinar, y requiere la estrecha colaboración de distintos profesionales para funcionar con eficacia. Una de las colaboraciones más cruciales es la que se establece entre el auxiliar asistencial y el técnico radiólogo. La complementariedad de sus funciones es esencial para garantizar la calidad de la asistencia, la seguridad del paciente y la eficacia del servicio. Veamos más de cerca la importancia de esta colaboración.

1. Experiencia y competencias complementarias
   - **Función del técnico radiólogo**: está específicamente formado para manejar equipos de radiología, interpretar prescripciones médicas y realizar exploraciones en las condiciones técnicas requeridas.
   - **Función del asistente sanitario**: Ayuda a los pacientes durante todo el proceso, garantizando su comodidad y seguridad y asegurándose de que estén correctamente colocados para el examen.

2. Mejorar la calidad de la asistencia
   - **Preparación del paciente**: El asistente sanitario desempeña un papel crucial en la preparación del paciente para la exploración, asegurándose de que se retiran todos los objetos metálicos, explicando el procedimiento y tranquilizando a los pacientes ansiosos.
   - **Colocación precisa**: al trabajar juntos, el técnico y el asistente se aseguran de que el paciente esté correctamente colocado, lo cual es vital para obtener imágenes de alta calidad.

3. Aumento de la eficacia del servicio
   - **Flujo de trabajo optimizado**: la buena comunicación entre auxiliares y técnicos garantiza que los pacientes estén listos y colocados a tiempo, evitando retrasos.
   - **Hablar de necesidades específicas**: Si un paciente requiere cuidados especiales o tiene necesidades específicas, el auxiliar de cuidados puede informar al técnico de antemano.

4. Seguridad del paciente
- **Monitorización continua**: mientras el técnico se concentra en la máquina y en obtener imágenes nítidas, el cuidador puede controlar el bienestar del paciente, asegurándose de que no experimenta ningún dolor ni molestia.
- **Intervenciones de urgencia**: En caso de problema, como una reacción alérgica al medio de contraste, es esencial una colaboración rápida y eficaz entre el auxiliar asistencial y el técnico.

5. Desarrollo profesional
- **Aprendizaje mutuo**: al trabajar codo con codo, celadores y técnicos pueden aprender unos de otros, ampliando sus respectivos conocimientos de los distintos aspectos de la radiología.
- **Retroalimentación**: Un técnico puede proporcionar una valiosa retroalimentación al auxiliar asistencial sobre cómo mejorar la colocación o la preparación del paciente, y viceversa.

La colaboración entre auxiliares de enfermería y técnicos de radiología es más que la suma de sus partes. Juntos, garantizan que el departamento de radiología funcione sin problemas, que los pacientes reciban una atención de alta calidad y que las imágenes producidas sean precisas e informativas. Esta simbiosis es esencial para el éxito de cualquier departamento de radiología.

Capítulo 8

SALUD
Y
BIENESTAR
DEL
ORDENANZA

Reconocer y prevenir el agotamiento

El burnout es un síndrome complejo que puede afectar a cualquier persona, especialmente a los profesionales sanitarios. En el caso de los que trabajan en radiología, los retos específicos del trabajo, la presión constante y las largas jornadas laborales pueden provocar este fenómeno. Es esencial reconocer los primeros signos y tomar medidas preventivas para garantizar el bienestar del personal.

1. Entender el burnout
   - **Definición**: El burnout se caracteriza por el agotamiento emocional, la despersonalización (un sentimiento de desapego hacia los pacientes o el trabajo) y una menor sensación de realización personal.
   - **Factores de riesgo en radiología**: elevada carga de trabajo, presión para minimizar los errores, tecnología en constante evolución que requiere formación continua, interacciones exigentes entre paciente y cuidador, y posible aislamiento en zonas oscuras sin contacto directo con otros colegas.

2. Signos y síntomas
   - **Emocionales**: Sentimientos de vacío, pérdida de empatía, irritabilidad, aislamiento y mayor sensibilidad a las críticas.
   - **Físicas**: Fatiga crónica, trastornos del sueño, dolores de cabeza o musculares y disminución de la inmunidad.
   - **Comportamentales**: Procrastinación, abandono de tareas, impuntualidad o ausencia del trabajo y aislamiento social.
   - **Cognitivo**: Dificultad para concentrarse, olvidos frecuentes y decisiones impulsivas.

3. Medidas preventivas
- **Equilibrio entre trabajo y vida privada**: es crucial tener tiempo para uno mismo, para relajarse y realizar actividades fuera del trabajo.
- **Pausas regulares**: haga pausas breves pero frecuentes durante el día para relajarse y alejarse del entorno de trabajo.
- **Apoyo social**: Mantener relaciones sólidas con los compañeros y buscar apoyo cuando se sienta abrumado.
- **Formación y tutoría**: Tener acceso a formación continua y oportunidades de tutoría puede ayudarle a sentirse más competente y menos aislado.
- **Gestión del tiempo y delegación**: aprenda a gestionar su tiempo eficazmente y a delegar tareas cuando sea posible.

4. Apoyo institucional
- **Sensibilizar a la dirección**: Los centros deben reconocer la importancia del bienestar del personal y adoptar medidas para reducir el riesgo de agotamiento.
- **Programas de bienestar**: ofrecen recursos como asesoramiento, talleres de gestión del estrés y zonas de relajación.
- **Información periódica**: organice reuniones periódicas con el personal para hablar de sus preocupaciones y ajustar la carga de trabajo si es necesario.

5. Búsqueda de ayuda
- Si un profesional sospecha la aparición de burnout, es crucial consultar a un profesional de la salud mental. Reconocer el problema a tiempo y buscar ayuda puede evitar consecuencias más graves.

El burnout en radiología puede tener graves consecuencias, no sólo para el propio profesional, sino también para la calidad de la atención prestada a los pacientes. Reconocer los primeros signos y tomar medidas preventivas es esencial para garantizar el bienestar y la salud mental de los profesionales de la radiología.

La importancia de la salud física: prevención de lesiones musculoesqueléticas

Los profesionales de la radiología, incluidos celadores y técnicos, suelen pasar largas horas en posturas no ergonómicas, moviendo equipos pesados o ayudando a colocar a los pacientes. Esto les expone a un mayor riesgo de lesiones musculoesqueléticas. Prevenir estas lesiones es crucial para garantizar el bienestar del personal y la continuidad de la atención al paciente.

1. Entender las lesiones musculoesqueléticas
   - **Definición**: Lesiones que afectan al sistema musculoesquelético, incluidos músculos, tendones, ligamentos, nervios, discos y vasos sanguíneos.
   - **Causas comunes en radiología**: Movimientos repetitivos, levantamiento inadecuado, postura prolongada, trabajo por encima de la cabeza y manipulación inadecuada de pacientes.

2. 2. Identificación de riesgos
   - **Equipos pesados**: los auxiliares y técnicos sanitarios mueven con frecuencia equipos, como mesas de exploración o dispositivos de inmovilización.
   - **Colocación del paciente**: Ayudar a los pacientes a subir o bajar de la camilla, o a colocarse

correctamente para una exploración, puede suponer un esfuerzo para la espalda y las extremidades.

- **Posturas prolongadas**: Permanecer de pie durante mucho tiempo, sobre todo si la postura es inadecuada, puede provocar dolor y lesiones.

3. 3. Medidas preventivas

- **Formación ergonómica**: impartir formación sobre principios ergonómicos, enseñando al personal a trabajar de forma eficiente protegiendo al mismo tiempo su salud.
- **Ayudas mecánicas**: uso de dispositivos de asistencia para levantar y mover pacientes o equipos, reduciendo así la carga física del personal.
- **Disposición del lugar de trabajo**: Asegúrese de que los equipos estén a una altura adecuada, minimizando la necesidad de agacharse o estirarse.
- **Pausas y estiramientos**: Fomente las pausas regulares y la adopción de rutinas de estiramientos para evitar tensiones musculares.

4. Sensibilización y cultura preventiva

- **Apoyo de la dirección**: es crucial que la dirección comprenda la importancia de prevenir las lesiones musculoesqueléticas y proporcione los recursos necesarios.
- **Información periódica**: Permita al personal informar de posibles problemas y fomente una comunicación abierta sobre los riesgos.

5. 5. Intervención rápida

- Si se produce una lesión, la intervención precoz es crucial. La reeducación y rehabilitación tempranas pueden evitar que una lesión leve se convierta en crónica.

La salud física de los profesionales de la radiología es crucial, no sólo para su bienestar personal, sino también para garantizar una atención de calidad a los pacientes. El reconocimiento y la prevención de las lesiones musculoesqueléticas debe ser una prioridad para todos los centros sanitarios. Invirtiendo en formación, equipamiento y una cultura de prevención, el riesgo de estas lesiones puede reducirse en gran medida.

Salud mental en un entorno médico

La salud mental de los profesionales sanitarios es un elemento esencial para garantizar una atención de calidad a los pacientes. El entorno médico, con sus constantes retos, urgencias y estrés, puede tener un impacto significativo en el bienestar emocional del personal. Por lo tanto, es vital comprender los retos específicos asociados a la salud mental en este contexto y poner en marcha las medidas de apoyo adecuadas.

1. Reconocer los retos específicos del entorno médico
   - **Carga emocional**: los profesionales sanitarios se enfrentan regularmente a la enfermedad, el sufrimiento y, a veces, la muerte. Esto puede provocar sentimientos de tristeza, culpa o impotencia.
   - **Carga de trabajo y horarios irregulares: los** horarios prolongados, los turnos nocturnos y la urgencia constante pueden contribuir al agotamiento y a otros problemas de salud mental.
   - **Interacciones difíciles**: ya sea con pacientes, familiares o incluso compañeros, pueden surgir tensiones y conflictos que generen un estrés adicional.

2. Signos de problemas de salud mental
   - Retraimiento social, irritabilidad o cambios de humor.
   - Reducción del rendimiento laboral.
   - Problemas de sueño o apetito.
   - Sentimientos persistentes de tristeza, ansiedad o vacío.
   - Fatiga constante o pérdida de motivación.

3. Medidas de apoyo
   - **Programas de bienestar**: Las instalaciones pueden poner en marcha programas de apoyo al bienestar de los empleados, como talleres de gestión del estrés o sesiones de terapia de grupo.
   - **Zonas de relajación**: Las zonas dedicadas a la relajación o la meditación pueden ayudar al personal a desconectar durante sus pausas.
   - **Supervisión y tutoría**: Permitir que el personal hable de sus experiencias y sentimientos con un supervisor o mentor puede ser beneficioso.

4. Formación y sensibilización
   - Impartir formación periódica sobre el reconocimiento de los signos de angustia mental.
   - Sensibilizar al personal sobre la importancia de cuidar su propia salud mental y la de sus compañeros.

5. Crear una cultura de apoyo
   - Fomentar un entorno en el que los profesionales se sientan seguros para hablar abiertamente de sus preocupaciones o sentimientos.
   - Animar al personal a buscar ayuda cuando la necesite, sin miedo a la estigmatización.

6. Recursos disponibles
   - Servicios internos de salud mental.
   - Líneas telefónicas de ayuda o programas de asistencia a los trabajadores.
   - Grupos de apoyo o talleres terapéuticos.

El bienestar mental de los profesionales sanitarios es una cuestión crucial, no sólo para su propia salud, sino también para la calidad de la asistencia que prestan. Los centros médicos deben reconocer y abordar activamente este problema, estableciendo medidas de apoyo adecuadas y creando un entorno en el que se valore el bienestar mental.

Construir un equilibrio trabajo-vida privada

La conciliación de la vida laboral y familiar es un problema importante para muchos profesionales sanitarios. La exigente naturaleza del sector médico, combinada con la responsabilidad de atender a los pacientes, puede engullir rápidamente la vida personal. Sin embargo, este equilibrio es esencial para el bienestar general, la satisfacción laboral y la calidad asistencial. He aquí algunas estrategias para crear y mantener ese equilibrio.

1. Reconocer la importancia del equilibrio
   - **Salud y bienestar**: Un desequilibrio prolongado puede provocar estrés, fatiga y problemas de salud mental.
   - **Eficacia profesional**: el descanso y la desconexión son esenciales para recargar las pilas y garantizar un rendimiento óptimo en el trabajo.

2. Establecer límites claros
   - **Horario de trabajo**: en la medida de lo posible, intenta respetar un horario fijo. Si tienes que hacer horas extra, procura que sea la excepción y no la norma.
   - **Comunicación**: Establezca normas claras para la comunicación profesional fuera del horario laboral.

114

3. Gestión del tiempo y planificación
- **Prioridades**: Define lo que es esencial en tu trabajo y en tu vida personal y céntrate en ello.
- **Planificación**: Utiliza herramientas de planificación, como agendas o aplicaciones, para gestionar tu tiempo de forma eficaz.

4. Delegar y pedir ayuda
- **En el trabajo**: Si ciertas tareas pueden confiarse a otros, no dude en delegar.
- **En casa**: Comparta las responsabilidades domésticas con miembros de la familia o considere la posibilidad de externalizar ciertas tareas, como la limpieza.

5. Tomarse tiempo para uno mismo
- **Actividades**: Encuentre actividades que le relajen y le ayuden a descomprimirse.
- **Vacaciones**: Tómese tiempo libre regularmente para descansar y recargar las pilas.

6. Reevaluación periódica
- **Evaluación**: Tómate un tiempo cada pocos meses para reflexionar sobre tu equilibrio entre trabajo y vida privada y ajústalo en consecuencia.
- **Feedback**: Habla con tus amigos y compañeros para que te den su opinión sobre tu equilibrio y sobre los aspectos que puedes mejorar.

7. Adoptar una mentalidad flexible
- **Adaptabilidad**: Las circunstancias cambian y puede ser necesario ajustar el equilibrio para adaptarse a nuevas situaciones.
- **Dejar ir**: Acepta que no todo puede ser siempre perfecto y aprende a dejar ir los elementos menos esenciales.

La conciliación de la vida laboral y familiar en el sector médico requiere un esfuerzo constante y una introspección periódica. Cada profesional debe encontrar su propio equilibrio, en función de sus necesidades y prioridades. Al invertir tiempo y energía en este equilibrio, los profesionales sanitarios no solo pueden mejorar su propio bienestar, sino también la calidad de la atención que prestan.

Capítulo 9

INTERACCIÓN CON VARIAS POBLACIONES DE PACIENTES

Trabajar con niños en radiología

• Técnicas de distracción y tranquilización
En el entorno médico, y más concretamente en el diagnóstico por imagen, los pacientes pueden experimentar ansiedad, dolor o malestar. Las técnicas de distracción y tranquilización son herramientas valiosas para reducir estas sensaciones desagradables y mejorar la experiencia del paciente. Son especialmente útiles durante exploraciones largas o potencialmente incómodas.

1. Por qué utilizar técnicas de distracción y de apaciguamiento?
* **Reducción de la ansiedad**: los procedimientos médicos pueden ser estresantes. La distracción ayuda a desviar la atención del paciente de su ansiedad.
* **Reducir la percepción del dolor**: La distracción puede reducir la percepción del dolor ocupando la mente en otra cosa.
* **Facilitar la cooperación**: Un paciente relajado y distraído suele cooperar más, lo que facilita el desarrollo del examen.

2. Técnicas de distracción
* Visual:
    * Uso de vídeos o imágenes relajantes.
    * Observación de objetos móviles o luminosos.
* Audiencia:
    * Escucha música relajante o sonidos naturales (como el sonido de la lluvia o de las olas).
    * Escuchar historias.
* Táctil:
    * Uso de juguetes blandos o con textura.
    * Técnicas de toque terapéutico.

- Mental:
  - Técnicas de respiración guiada.
  - Meditación o visualización.
  - Juegos de palabras y acertijos para mantener la mente ocupada.

3. Técnicas calmantes
- Contacto físico:
  - Una simple caricia o un toque tranquilizador pueden tener un efecto calmante.
  - Masajear suavemente determinadas zonas (como las manos) puede resultar relajante.
- Comunicación:
  - Hable con calma al paciente, explicándole los pasos del procedimiento.
  - Escuchar activamente las preocupaciones de los pacientes y tranquilizarlos.
- Técnicas de respiración:
  - Anime al paciente a hacer respiraciones largas, profundas y regulares.
  - La respiración guiada puede ayudar a calmar el ritmo cardíaco y reducir la ansiedad.
- Medio ambiente:
  - Utiliza una iluminación suave.
  - Garantice una temperatura ambiente agradable.
  - Limite los ruidos fuertes o inesperados.

4. Formación y sensibilización del personal
Es fundamental que el personal reciba formación y sepa cómo utilizar estas técnicas. Una aplicación correcta puede marcar la diferencia entre una experiencia traumática para el paciente y otra positiva.

Las técnicas de distracción y tranquilización son herramientas esenciales en el ámbito médico, que ayudan a mejorar la comodidad y la experiencia del paciente. Sin embargo, requieren una formación adecuada y una aplicación adaptada a las necesidades y la situación de cada persona.

• Comprender las necesidades específicas de los niños

Trabajar con niños en un entorno médico, y más concretamente en imagen médica, requiere un profundo conocimiento de sus necesidades específicas. Los niños no son simplemente "adultos pequeños". Tienen reacciones, emociones y necesidades únicas que pueden variar en función de su edad, desarrollo y experiencias previas.

1. Reconocer la edad y el desarrollo
  • Bebés:
      • Puede calmarse cuando se le acuna o alimenta.
      • Responden bien a las caricias suaves y a las voces tranquilizadoras.
  • Niños pequeños (1-3 años):
      • Fase de oposición, puede ser reacio a seguir instrucciones.
      • Los juguetes o las distracciones pueden ser útiles.
      • Comprender el concepto de "juego de simulación" para explicar procedimientos.
  • Preescolar (3-6 años):
      • Empezar a comprender explicaciones sencillas.
      • Las historias o analogías pueden ayudar a explicar los procedimientos.
  • Enseñanza primaria (6-12 años):
      • Necesito saber qué va a pasar y por qué.
      • Puede que se hagan muchas preguntas para tranquilizarse.

- A menudo quieren participar o estar informados.
- Adolescentes (a partir de 12 años):
  - Quieren que se les trate con respeto, no como a niños pequeños.
  - Importancia de la confidencialidad y la autonomía.

2. Gestión del miedo y la ansiedad
- **Comunicación adaptada a** la edad: Utilizar un lenguaje y unas explicaciones adaptadas a la edad.
- **Distracciones**: Libros, juguetes, vídeos o música pueden ayudar a distraer al niño durante el procedimiento.
- **Presencia de los padres**: la presencia de uno de los padres o de un familiar suele tranquilizar al niño. Sin embargo, es esencial orientar a los padres sobre cómo ayudar y tranquilizar a su hijo.

3. 3. Necesidades físicas
- **Tamaño y forma**: el equipamiento y las técnicas deben adaptarse al tamaño y la forma de los niños.
- **Sensibilidad**: Los niños pueden ser más sensibles al dolor o a las molestias, lo que requiere ajustes o el uso de técnicas calmantes.

4. Respetar a los niños
- **Autonomía**: Incluso cuando son pequeños, es esencial reconocer la necesidad de autonomía de los niños. Pídeles su opinión siempre que sea posible.
- **Confidencialidad**: Respetar la intimidad del niño, incluso en presencia de los padres.

5. Preparación y seguimiento
- **Preparación previa**: Explique al niño (y a sus padres) lo que va a ocurrir antes del procedimiento. Esto puede ayudar a reducir la ansiedad.

121

- **Informe**: Después de la prueba, tómese su tiempo para hablar con su hijo, felicitarle por su valentía y responder a cualquier pregunta que pueda tener.

Comprender y responder a las necesidades específicas de los niños en el diagnóstico médico por imagen es esencial para garantizar una atención de calidad y una experiencia positiva para el niño y su familia. Esto requiere paciencia, empatía y formación específica para los profesionales sanitarios.

Trabajar con personas mayores

• Comprender problemas comunes como la demencia

La demencia es un problema cada vez mayor debido al envejecimiento de la población en muchos países. Para los auxiliares de imagen médica, es crucial entender la demencia y tener las habilidades para tratar eficazmente a los pacientes con esta afección. Este capítulo explora la naturaleza de la demencia, cómo afecta al paciente y las estrategias para un manejo apropiado en el diagnóstico por imagen.

1. 1. ¿Qué es la demencia?
   - Definición y tipos:
     - La demencia no es una enfermedad específica. Es un término general para referirse a un deterioro de la capacidad cognitiva lo suficientemente grave como para interferir en la vida cotidiana.
     - Enfermedad de Alzheimer, demencia vascular, demencia con cuerpos de Lewy, etc.

- Síntomas comunes:
  - Pérdida de memoria, dificultades de comunicación, pérdida de juicio, confusión, desorientación.

2. Impacto en la experiencia de la imagen médica
   - **Comportamiento impredecible**: Un paciente con demencia puede reaccionar de forma diferente de un día para otro.
   - **Aumento de la sensibilidad**: los ruidos, las luces o simplemente un cambio de entorno pueden desencadenar ansiedad o agitación.
   - **Dificultad para seguir instrucciones**: los pacientes pueden no entender u olvidar rápidamente instrucciones sencillas.

3. 3. Estrategias de gestión
   - Cree un entorno tranquilo:
     - Reduzca los estímulos excesivos, como los ruidos fuertes.
     - Utilice una iluminación suave siempre que sea posible.
   - Comunicación clara y sencilla:
     - Hable despacio y con claridad.
     - Utiliza frases cortas e instrucciones sencillas.
     - Evite la jerga médica.
   - Utilizar técnicas de validación:
     - En lugar de corregir constantemente al paciente, entre en su mundo. Si una paciente busca a su marido fallecido, en lugar de decir "falleció", podríamos decir: "Cuénteme más cosas de su marido".
   - Presencia de un familiar:
     - Que un familiar o cuidador acompañe al paciente durante el procedimiento puede tener un efecto tranquilizador.

- Técnicas de distracción:
  - La música relajante, las imágenes relajantes o simplemente hablar de algo que le guste al paciente pueden desviar su atención de los aspectos estresantes del examen.
- Flexibilidad:
  - Prepárate para adaptarte a la situación. Si un método no funciona, prueba con otro.

4. Formación y sensibilización del personal
- **Formación específica**: El personal debe recibir formación en el manejo de pacientes con demencia, incluyendo la comprensión de la enfermedad, la comunicación efectiva y las técnicas para hacer frente a comportamientos desafiantes.
- **Simulaciones**: Organizar sesiones de simulación en las que el personal pueda practicar situaciones con "pacientes" con demencia (actores o personal formado).

Cuidar a pacientes con demencia en la imagen médica es un reto que requiere paciencia, comprensión y formación. Al comprender la enfermedad y adaptar el enfoque de los cuidados, los auxiliares de cuidados pueden ayudar a que la experiencia sea lo más positiva y libre de estrés posible para el paciente y su familia.

• Ayudas técnicas para movilidad reducida

El cuidado de los pacientes con movilidad reducida en el diagnóstico médico por imagen es una responsabilidad fundamental del auxiliar de enfermería. Estos pacientes requieren enfoques específicos para garantizar su seguridad, comodidad y la calidad de las imágenes obtenidas. Este capítulo trata de las técnicas y recomendaciones esenciales para asistir a estos pacientes durante los procedimientos de obtención de imágenes.

1. Comprender la movilidad reducida
    - Diferentes tipos de limitaciones:
    - Parálisis
    - Debilidad muscular
    - Trastornos del equilibrio
    - Problemas ortopédicos
    - Restricciones postoperatorias
    - Fatiga debida a una enfermedad crónica

2. Evaluación inicial
    - Historial médico del paciente:
    - Conocer la causa de la limitación ayudará a determinar el mejor enfoque.
    - Nivel de movilidad del paciente:
    - ¿Puede el paciente caminar solo, con ayuda o no puede?
    - ¿Utiliza ayudas para la movilidad como bastón, andador o silla de ruedas?

3. Técnicas de asistencia
    - Traslados:
        - **De pie a bipedestación**: Sujetar al paciente por el tronco o la cintura.
        - **Silla de la mesa de reconocimiento**: Uso de tablas de transferencia, deslizadores o dispositivos de elevación.
        - **De la silla de ruedas a la mesa de exploración**: asegúrese de que los frenos de la silla de ruedas están accionados y utilice una tabla de transferencia si es necesario.
    - Colocación en la mesa de exploración:
        - Utiliza cojines y almohadas para apoyarte.
        - Asegúrese de que el paciente está estable y cómodo.

4. Equipamiento especializado
- **Elevadores de pacientes:** dispositivos mecánicos que pueden ayudar a levantar y mover pacientes pesados o que no cooperan.
- **Tabla de transferencia:** tabla plana y sólida que ayuda a deslizar al paciente de una superficie a otra.

5. Comunicación con el paciente
- **Explique cada paso:** Dígale al paciente lo que va a hacer antes de hacerlo.
- **Escuchar las preocupaciones del paciente:** es esencial comprender las limitaciones del paciente y cualquier dolor que pueda estar experimentando.

6. Seguridad
- **Técnicas de levantamiento adecuadas:** para evitar lesiones, es fundamental levantar peso utilizando las piernas, no la espalda.
- **Obtener ayuda:** Para los pacientes más pesados o que requieran una atención especial, pida siempre ayuda adicional.
- **Evite resbalones y caídas:** Asegúrese de que el suelo está seco, utilice calzado antideslizante y elimine posibles obstáculos.

Asistir a pacientes con movilidad reducida requiere paciencia, empatía y una formación adecuada. El auxiliar de enfermería desempeña un papel esencial para garantizar que estos pacientes reciban una atención de calidad preservando su dignidad y comodidad. Las técnicas y el equipo adecuados garantizan la seguridad y el bienestar tanto del paciente como del profesional sanitario.

Pacientes con necesidades especiales: discapacidades, trastornos de ansiedad, etc.

En la atención médica, cada paciente es único, y algunos requieren atención y cuidados especiales debido a sus necesidades específicas. Comprender y gestionar estas necesidades es esencial para garantizar la seguridad, la comodidad y el respeto de todos los pacientes durante los procedimientos de diagnóstico por imagen.

1. Pacientes con discapacidades físicas
   * Evaluación de la discapacidad:
   * Tipo de discapacidad (paraplejia, tetraplejia, amputación, etc.)
   * Nivel de movilidad
   * Necesidades de equipamiento (sillas de ruedas, prótesis, etc.)
   * Técnicas de transferencia y asistencia:
   * Adaptar las técnicas de transferencia
   * Utilización de equipos especializados
   * Comunicación:
   * Hablar directamente con el paciente y no con el cuidador
   * Preguntar al paciente cómo le gustaría que le ayudaran

2. Pacientes con discapacidad sensorial
   * Discapacidad auditiva:
   * Utilización del lenguaje de signos, si es posible
   * Dar instrucciones por escrito
   * Garantizar una buena iluminación para leer los labios
   * Discapacidad visual:
   * Describir los procedimientos y el entorno
   * Guiar físicamente al paciente si es necesario

3. Ansiedad y otros trastornos psicológicos
- Reconocer los signos de ansiedad:
- Sudoración, temblores, respiración rápida, etc.
- Técnicas calmantes:
- Respiración profunda
- Música relajante o ruido blanco
- Comunicación empática:
- Tranquilizar al paciente
- Explicar cada etapa

4. 4. Trastornos cognitivos
- Demencia, Alzheimer, etc:
- Utilice frases cortas y claras
- Establecer contacto visual
- Repita las instrucciones si es necesario
- Pacientes con trastornos del espectro autista:
- Evitar estímulos sensoriales excesivos (luces brillantes, ruidos fuertes)
- Dar instrucciones claras y concisas
- Puede requerir una planificación específica del calendario de exámenes

5. 5. Pacientes pediátricos
- Uso de técnicas de distracción:
  - Juguetes, cuentos, vídeos
- Explicar el procedimiento a su nivel de comprensión
- Incluir a los padres o tutores en el procedimiento:

El cuidado de pacientes con necesidades especiales en el diagnóstico por imagen requiere un enfoque adaptado, bien informado y empático. El auxiliar de enfermería debe estar equipado con las habilidades y los conocimientos necesarios para satisfacer estas necesidades al tiempo que garantiza la seguridad y la eficacia de los procedimientos de diagnóstico por imagen.

Capítulo 10

GESTIÓN DE INCIDENTES Y SITUACIONES COMPLEJAS

Procedimientos en caso de incidente radiológico

Los incidentes radiológicos, aunque poco frecuentes, pueden producirse en cualquier entorno en el que se utilicen equipos médicos de diagnóstico por imagen. Es imprescindible que el personal, incluidos los auxiliares sanitarios, entienda y siga protocolos claros en caso de incidente para minimizar los riesgos y garantizar la seguridad del paciente y del equipo.

1. Definición de incidente radiológico
   * **Exposición inesperada**: Cualquier situación en la que una persona se expone a radiaciones sin necesidad médica o por encima de los niveles previstos.
   * **Avería del equipo**: mal funcionamiento del equipo de obtención de imágenes que podría provocar una exposición excesiva.

2. Acción inmediata
   * **Detención de la exposición**: Si es posible, detenga inmediatamente la máquina o aleje al paciente de la fuente de radiación.
   * **Garantizar la seguridad del paciente**: Comprobar el estado del paciente y administrar primeros auxilios si es necesario.
   * **Aísle la zona**: Si el equipo es la fuente del problema, aísle la zona para evitar una mayor exposición.

3. Notificación
   * **Informar a la jerarquía**: Informar inmediatamente al radiólogo responsable y al director del departamento.
   * **Informe al equipo de protección radiológica**: ellos evaluarán el nivel de exposición y recomendarán medidas correctoras.

4. Evaluación del incidente
- **Documentar el incidente**: Registrar todos los detalles pertinentes del incidente, incluidos la fecha, la hora, el paciente implicado, el equipo utilizado y las circunstancias que rodearon el incidente.
- **Medición de la exposición**: Si es posible, calcule la cantidad de radiación a la que ha estado expuesto el paciente o el personal.

5. Gestión de las consecuencias
- **Consulta médica**: En determinados casos, el paciente o el personal expuesto pueden necesitar una evaluación médica para determinar las posibles consecuencias de la exposición.
- **Reparación del equipo**: si la causa del incidente es un equipo defectuoso, asegúrese de que se repara o sustituye antes de volver a utilizarlo.

6. 6. Medidas preventivas
- **Formación continua**: Asegúrese de que todo el personal recibe formación periódica sobre los protocolos de seguridad radiológica.
- **Mantenimiento regular de los equipos**: Para evitar averías, asegúrate de que los equipos se mantienen e inspeccionan con regularidad.

7. Comunicación
- **Informar al paciente**: Explicar al paciente el incidente de forma transparente, sus posibles consecuencias y los pasos a seguir.
- **Comunicación interna**: Informar a todo el personal del departamento del incidente, las causas identificadas y las medidas adoptadas para evitar que se repita.

La gestión adecuada de los incidentes radiológicos es crucial para garantizar la seguridad de los pacientes y del personal médico. Una formación adecuada, protocolos claros y una comunicación abierta son esenciales para minimizar los riesgos y gestionar eficazmente cualquier incidente que se produzca.

Gestión de las reacciones agentes de contraste

Los agentes de contraste se utilizan a menudo en la imagen médica para mejorar la visualización de las estructuras internas del cuerpo. Aunque en general se toleran bien, algunos pacientes pueden experimentar reacciones adversas. Por lo tanto, es esencial que los auxiliares sanitarios y todo el personal médico estén formados para reconocer y tratar estas reacciones.

1. Introducción a los agentes de contraste
   - **Definición y tipos**: yodo para tomografía computarizada (TC), gadolinio para resonancia magnética, etc.
   - **Vía de administración**: oral, intravenosa, etc.

2. Reacciones comunes a los agentes de contraste
   - Reacciones leves:
   - Sensación de frío o calor
   - Sabor metálico en la boca
   - Náuseas leves
   - Reacciones moderadas :
   - Urticaria o sarpullido
   - Picor
   - Sofocos
   - Reacciones graves :
   - Dificultades respiratorias
   - Angioedema (hinchazón de la cara o la garganta)
   - Hipotensión

- Shock anafiláctico

3. Procedimientos en caso de reacción
  - Reacciones leves:
  - Tranquilice al paciente.
  - Vigílalo hasta que se resuelvan los síntomas.
  - Reacciones moderadas :
  - Interrumpir inmediatamente la administración del medio de contraste.
  - Administrar un antihistamínico si es necesario.
  - Vigile de cerca al paciente.
  - Reacciones graves :
  - Interrumpa la administración del medio de contraste.
  - Solicite asistencia médica de urgencia.
  - Administrar adrenalina en caso de shock anafiláctico, de acuerdo con los protocolos establecidos.
  - Asegúrese de que las vías respiratorias están despejadas y, si es necesario, inicie la reanimación cardiopulmonar.

4. Prevención de reacciones
  - **Historia del paciente**: Preguntar siempre al paciente si ha tenido alguna vez una reacción a un medio de contraste o si tiene alguna alergia conocida.
  - **Premedicación**: En determinados casos, puede administrarse premedicación antialérgica para reducir el riesgo de reacción.
  - **Monitorización continua**: Monitorizar al paciente durante y después de la administración del medio de contraste para detectar rápidamente cualquier signo de reacción.

5. Comunicación con el paciente
- **Informar al paciente**: Antes de la administración, explique al paciente las sensaciones habituales que pueda experimentar.
- **Tranquilice al paciente**: Si se produce una reacción, manténgale informado de lo que está haciendo para controlar la situación.

El reconocimiento rápido y el manejo adecuado de las reacciones a los agentes de contraste son esenciales para garantizar la seguridad del paciente. Los cuidadores, aunque no sustituyen a los profesionales sanitarios en la administración de fármacos o el manejo de emergencias graves, desempeñan un papel clave en la monitorización y el apoyo a los pacientes durante estos procedimientos. Una formación adecuada y una comunicación clara son las claves para una atención satisfactoria.

Trabajar con el equipo en caso de urgencia médica

Las urgencias médicas pueden producirse en cualquier momento en radiología. Ya se trate de una reacción alérgica a un medio de contraste, de una dificultad respiratoria o de cualquier otro imprevisto, es fundamental que todo el equipo intervenga de forma rápida, coordinada y eficaz. Los auxiliares de enfermería, en colaboración con técnicos radiólogos, radiólogos y enfermeras, desempeñan un papel esencial para garantizar la seguridad del paciente.

1. Reconocer las señales de emergencia
- **Monitorización continua**: los auxiliares sanitarios deben estar capacitados para reconocer signos vitales anormales, dificultad respiratoria, dolor o malestar en el paciente.

- **Comunicación con el paciente**: Preguntar al paciente sobre su estado, comprobar regularmente su bienestar durante el examen.

2. Primera respuesta
   - **Alerta**: Si se sospecha una emergencia médica, se debe alertar inmediatamente a los demás miembros del equipo.
   - **Primeros auxilios**: A la espera de atención especializada, prestar primeros auxilios básicos, como RCP (reanimación cardiopulmonar) si es necesario.

3. Trabajar con el equipo
   - **Función del técnico radiólogo**: Interrumpir el examen, ayudar en los procedimientos de emergencia, encargarse del equipo de emergencia.
   - **Papel del radiólogo**: Evaluar al paciente, tomar decisiones clínicas, prescribir medicación o procedimientos adicionales.
   - **Papel de las enfermeras**: administración de medicación, control de constantes vitales, apoyo al equipo médico.

4. 4. Protocolos de emergencia
   - **Conocer los protocolos**: todo servicio de radiología debe contar con protocolos de emergencia claramente establecidos con los que deben estar familiarizados todos los miembros del equipo, incluidos los auxiliares de enfermería.
   - **Formación periódica**: la formación y los simulacros de emergencia pueden ayudar al equipo a estar preparado y coordinado en caso de que se produzca un suceso real.

5. Después de la emergencia
- **Debriefing**: Una vez que la situación se ha estabilizado, es esencial comentar el suceso con todo el equipo para evaluar lo que ha ido bien e identificar áreas de mejora.
- **Apoyo emocional**: las urgencias médicas pueden ser estresantes para el personal. Ofrecer apoyo, como charlas en grupo o asistencia psicológica, puede ser beneficioso.

Los auxiliares sanitarios son parte integrante del equipo de radiología, y su papel en una emergencia médica es vital. Aunque no son responsables de las decisiones clínicas, su vigilancia, rapidez de respuesta y capacidad para trabajar en equipo son esenciales para garantizar la seguridad del paciente. La formación continua, una buena comunicación y la comprensión de los protocolos de emergencia son fundamentales para gestionar estas situaciones con eficacia.

Capítulo 11

INTEGRACIÓN MAMARIA EL EQUIPO MÉDICO

Entender el papel de cada miembro del equipo

La radiología es un campo médico que requiere una estrecha colaboración entre varios profesionales. Cada miembro del equipo tiene un papel específico que desempeñar para garantizar que las exploraciones se desarrollen sin problemas y que los pacientes reciban una atención óptima. Comprender el papel de cada persona permite una mejor coordinación y una atención de calidad.

1. El radiólogo
   - **Diagnóstico e interpretación**: El radiólogo es un especialista médico que interpreta las imágenes de rayos X para establecer un diagnóstico.
   - **Decisiones terapéuticas**: a partir de las imágenes, el radiólogo puede recomendar una intervención quirúrgica, un tratamiento o pruebas complementarias.
   - **Procedimientos intervencionistas**: algunos radiólogos también están capacitados para realizar procedimientos guiados por imagen, como biopsias.

2. El técnico radiólogo
   - **Manejo de los equipos**: Se aseguran de que las máquinas funcionan correctamente y manejan los equipos para obtener las mejores imágenes posibles.
   - **Colocación del paciente** : Coloca al paciente en la posición adecuada para el examen.
   - **Protección contra las radiaciones**: garantiza el cumplimiento de los protocolos de seguridad para minimizar la exposición a las radiaciones.

3. El orden
   - **Preparación del paciente**: Prepara al paciente para el examen, garantiza su comodidad y satisface sus necesidades durante el examen.

- **Asistencia durante el examen**: Ayuda a colocar al paciente, le da instrucciones y vigila su estado.
- **Apoyo tras la exploración**: Vigile al paciente tras la exploración, especialmente si se han utilizado agentes de contraste.

4. La enfermera de radiología
- **Administración de fármacos y productos de contraste**: Prepara y administra agentes de contraste u otros fármacos necesarios.
- **Vigilancia clínica**: controla las constantes vitales del paciente e interviene en caso de reacción o urgencia.
- **Educación del paciente**: Informa al paciente sobre el procedimiento, los posibles riesgos y los cuidados posteriores al examen.

5. 5. Otros especialistas
- **Cirujanos, oncólogos, etc.** Colabora estrechamente con el radiólogo para discutir los resultados de las imágenes y definir la mejor manera de tratar al paciente.

La eficacia de la atención radiológica depende de la sinergia entre todos los miembros del equipo. La complementariedad de las competencias garantiza que el paciente reciba la mejor atención posible, desde la preparación hasta la interpretación de los resultados y las recomendaciones terapéuticas. Para los auxiliares de enfermería, comprender el papel de cada miembro es esencial si quieren integrarse armoniosamente en el equipo y contribuir a la misión general del departamento de radiología.

Cultivar buenas relaciones interprofesionales

La imagen médica es un campo que se basa en la colaboración y la comunicación entre diversos profesionales. Cultivar unas buenas relaciones interprofesionales es esencial para garantizar una atención óptima al paciente y el buen funcionamiento de los servicios. He aquí algunas estrategias y consideraciones para lograrlo:

1. Reconocer el valor de cada miembro del equipo
   * **Respeto mutuo**: Cada función, ya sea radiólogo, técnico de radiología, auxiliar de enfermería o enfermero, es crucial para el buen desarrollo de los procedimientos. Respetar las habilidades y contribuciones de los demás refuerza la cohesión del equipo.

2. Comunicación abierta y honesta
   * **Intercambios periódicos**: organice reuniones de equipo para debatir casos, compartir opiniones y abordar retos.
   * **Feedback constructivo**: cuando haya problemas o malentendidos, trátelos de forma constructiva, evitando culpar a nadie.

3. Formación interprofesional
   * **Aprender juntos**: organizar sesiones de formación en las que distintos profesionales puedan aprender unos de otros.
   * **Simulaciones de situaciones reales**: los ejercicios prácticos en los que varios profesionales trabajan juntos en casos simulados pueden reforzar la comprensión mutua.

4. Comprender los problemas y las limitaciones de los demás

- **Jornadas de observación**: Pase un día con otro profesional para comprender mejor su función y sus retos diarios.
- **Debate abierto**: fomentar el intercambio de experiencias y preocupaciones en un espíritu de colaboración.

5. Promover la colaboración en la atención al paciente

- **Planificación conjunta**: debatir casos complejos en equipo para elaborar planes de atención en colaboración.
- **Reflexiones posteriores al procedimiento**: tras un examen o procedimiento, dedique tiempo a comentar lo que ha ido bien y los aspectos que pueden mejorarse.

6. Fomentar una cultura de respeto y apoyo

- **Celebrar los éxitos**: reconocer y celebrar los logros del equipo refuerza la moral y la cohesión.
- **Apoyo en situaciones difíciles**: en una situación de emergencia o estrés, ofrecer apoyo emocional a los compañeros es crucial.

7. Desarrollar habilidades para la resolución de conflictos

- **Gestión proactiva**: abordar las tensiones o desacuerdos antes de que se agraven.
- **Mediación**: Si es necesario, recurra a un mediador para facilitar la comunicación y la resolución de problemas.

Cultivar unas buenas relaciones interprofesionales es esencial para prestar una atención radiológica de calidad. Al fomentar una cultura de respeto, comunicación y colaboración, no solo los pacientes se benefician de una atención óptima, sino que el entorno de trabajo también resulta más agradable y productivo para todos.

Comunicación eficaz
para un mejor flujo de pacientes

Por "flujo de pacientes" se entiende la circulación fluida y coordinada de un paciente por las distintas etapas de un servicio o procedimiento. En radiología, un flujo de pacientes eficiente es crucial para garantizar la calidad de la atención, reducir los tiempos de espera y optimizar el uso de los recursos. La comunicación desempeña un papel clave para lograrlo. He aquí cómo una comunicación eficaz puede mejorar el flujo de pacientes en radiología.

1. Concertar una cita y preparar al paciente
   * **Coordinación con los médicos remitentes**: Una comunicación clara con los médicos remitentes nos ayuda a comprender las necesidades específicas de cada caso.
   * **Información al paciente**: Dar al paciente instrucciones claras sobre la preparación necesaria, las posibles contraindicaciones, cómo debe realizarse el examen, etc.
   *
2. Acogida del paciente en la sala
   * **Comunicación interna**: garantizar un enlace fluido entre la recepción, los técnicos y los radiólogos para notificar la llegada de un paciente.
   * **Orientación al paciente**: informar al paciente sobre el desarrollo de su visita, los pasos siguientes y los tiempos de espera.

3. Durante el examen
- **Instrucciones claras**: El técnico debe comunicar claramente al paciente lo que se espera de él durante la exploración (por ejemplo, contener la respiración).
- **Actualizaciones en tiempo real**: informe al radiólogo de cualquier cambio o duda durante el examen.

4. Comunicación posterior a la revisión
- **Información al paciente**: aunque el radiólogo suele encargarse de la interpretación, el técnico puede tranquilizar al paciente sobre lo que ocurrirá a continuación e informarle de cuándo y cómo recibirá sus resultados.
- **Transmisión de imágenes e informes**: garantizar la transmisión rápida y segura de los resultados a los médicos remitentes para su tratamiento inmediato.

5. Gestión de situaciones de emergencia o imprevistas
- **Comunicación de alertas**: en caso de anomalía o situación que requiera una intervención rápida, disponga de protocolos claros para alertar a las personas adecuadas.
- **Coordinación con otros departamentos**: por ejemplo, si se descubre una patología que requiere cirugía urgente, es crucial una comunicación eficaz con el departamento afectado.

6. Retroalimentación y mejora continua
- **Reuniones de equipo**: Organizar reuniones periódicas para debatir el flujo de pacientes, identificar los cuellos de botella y buscar soluciones.
- **Comentarios de los pacientes**: Fomentar las opiniones de los pacientes para conocer su experiencia e identificar áreas de mejora.

La comunicación eficaz es uno de los pilares de la optimización del flujo de pacientes en radiología. No sólo mejora la atención al paciente, sino que también reduce el estrés de los profesionales, optimiza los recursos y, en definitiva, aumenta la satisfacción general. En un entorno tan dinámico y tecnológico como la radiología, invertir en herramientas de comunicación y formación es esencial.

Capítulo 12

ASPECTOS JURÍDICOS Y RESPONSABILIDADES

Entender las leyes y normativa en radiología

Como rama de la medicina, la radiología está estrechamente regulada por leyes y reglamentos para garantizar la seguridad de pacientes y profesionales, y asegurar una calidad óptima de la asistencia. Estas leyes y normativas pueden variar de un país a otro y de una región a otra, pero suelen basarse en principios comunes.

1. Introducción a las cuestiones reglamentarias
   - **Antecedentes**: Evolución de la normativa ante los avances tecnológicos y los retos éticos.
   - **Principales agentes**: organizaciones nacionales e internacionales que definen y supervisan las normas.

2. Protección radiológica
   - **Normas de protección**: límites de exposición a la radiación, intervalos de inspección, dispositivos de protección obligatorios, etc.
   - **Protección del personal**: Dosimetría, equipos de protección individual y otras medidas.
   - **Protección del paciente**: Justificación de exámenes, optimización de dosis, cumplimiento de protocolos.

3. Calidad y seguridad de los equipos
   - **Homologación de máquinas**: Procedimiento de comercialización e inspección de equipos de rayos X.
   - **Mantenimiento y controles periódicos**: protocolos de mantenimiento, trazabilidad y obligaciones de archivo.

4. Formación y acreditación del personal
   - **Niveles de cualificación**: Requisitos para ejercer la radiología, en función de la función (radiólogo, técnico, auxiliar de enfermería, etc.).

- **Formación continua**: obligación de actualizar conocimientos, validación de competencias, cursos de reciclaje.

5. Ética y consentimiento informado
- **Derechos de los pacientes**: Información, consentimiento, denegación de examen, acceso a imágenes e informes.
- **Normas de confidencialidad**: gestión e intercambio de datos médicos, derechos y obligaciones de los profesionales.

6. Investigación radiológica
- **Ensayos y estudios clínicos**: Marco jurídico para la realización de ensayos clínicos con radiaciones.
- **Innovaciones** : Proceso de evaluación y aprobación de nuevas tecnologías.

7. Gestión de incidentes y accidentes radiológicos
- **Notificación de incidentes** : ¿Cuándo y cómo notificar un incidente? ¿A quién debe notificarse?
- **Gestión de accidentes**: Protocolos de intervención, atención médica, responsabilidades.

8. Interacción con otras normativas
- **Telerradiología**: Normas específicas relativas a la práctica de la radiología a distancia.
- **Gestión de residuos**: eliminación segura de residuos radiológicos.

Comprender las leyes y normativas que rigen la radiología es esencial para cualquier profesional que trabaje en este campo. No sólo garantizan la seguridad de pacientes y profesionales, sino también la confianza del público en esta rama de la medicina. Por lo tanto, un buen conocimiento de las normas y su actualización periódica son cruciales para ejercer de forma ética y profesional.

Documentación y mantenimiento de historiales médicos

La documentación médica es un elemento fundamental para asegurar la continuidad asistencial, facilitar la comunicación entre los profesionales sanitarios y garantizar la seguridad del paciente. El mantenimiento riguroso de la historia clínica no sólo es un requisito legal, sino que también es esencial para el diagnóstico, el tratamiento y el seguimiento de los pacientes.

1. Introducción a la importancia de la historia clínica
  * **Historia**: de la escritura a la digitalización.
  * **Cuestiones médicas y jurídicas**: por qué es esencial una documentación precisa.

2. Composición de un expediente médico radiológico
  * **Datos administrativos**: identidad del paciente, datos de contacto, seguro, etc.
  * **Historial médico**: enfermedades, tratamientos actuales, alergias, etc.
  * **Motivos de consulta**: Motivos, síntomas, peticiones específicas.
  * **Exámenes realizados**: Tipo, fecha, observaciones, imágenes.
  * **Informe radiológico**: interpretación de las imágenes, diagnóstico, recomendaciones.

3. Principio de trazabilidad
  * **Anotación de los procedimientos**: Quién realizó el examen, cuándo, con qué equipo.
  * **Actualización continua**: seguimiento de la evolución, incorporación de nuevos exámenes y realización de los cambios necesarios.

4. Digitalización de expedientes: ventajas y retos
   - **Sistemas de información radiológica (RIS)**: cómo funcionan, por qué son útiles.
   - **Archivo y accesibilidad**: conservación de datos, búsqueda rápida, interoperabilidad.
   - **Seguridad y confidencialidad**: protección de datos, normativa, medidas de seguridad.

5. Legalidad y ética de la documentación
   - **Derechos de los pacientes**: acceso a su expediente, rectificación, supresión.
   - **Conservación**: Periodo legal de conservación de los archivos, destrucción segura.
   - **Intercambio de** información: con quién, cuándo y cómo puede compartirse la información.

6. Formación y sensibilización del personal
   - **Funciones y responsabilidades**: quién puede acceder a los ficheros, quién puede modificarlos.
   - **Formación continua**: actualizaciones periódicas sobre los sistemas implantados, nueva normativa, etc.
   -

7. Gestión de errores e incidentes
   - **Identificación de errores**: reconocerlos y notificarlos.
   - **Corrección y seguimiento**: Medidas correctivas, prevención de la reincidencia.

8. Los retos futuros de la documentación radiológica
   - **Inteligencia artificial y big data**: impacto potencial en el mantenimiento de registros.
   - **Interconexión de sistemas**: Facilitar el intercambio de información entre establecimientos, regiones o países.

El mantenimiento meticuloso de los historiales médicos es la base de la práctica médica moderna. No sólo garantiza la calidad de la asistencia, sino que también protege a los pacientes y a los profesionales sanitarios. En el campo de la radiología, donde la precisión es crucial, una documentación rigurosa es absolutamente esencial.

Derechos de los pacientes y deberes de los profesionales

El sistema sanitario, en su búsqueda de la excelencia y la ética, se basa en gran medida en la relación entre los pacientes y los profesionales sanitarios. Esta relación se rige por un conjunto de derechos y deberes concebidos para proteger al paciente y, al mismo tiempo, permitir a los profesionales prestar la mejor atención posible. A continuación se analizan en detalle estos derechos y deberes.

1. Derechos fundamentales de los pacientes
   * Derecho a la información:
     * Comprender la naturaleza y finalidad de cualquier examen o tratamiento.
     * Estar informado de los posibles riesgos y beneficios.
   * Derecho al consentimiento informado:
     * No se someta a ningún examen o tratamiento a menos que haya dado su consentimiento tras ser debidamente informado.
   * Derecho a la confidencialidad:
     * Garantizar la privacidad de la información personal y médica.
   * Derecho de acceso a la historia clínica:
     * Consulte, obtenga una copia o corrija su propio historial médico.

- Derecho a la dignidad y al respeto:
  - Ser tratado con respeto y dignidad, independientemente de la edad, sexo, raza, religión u otros factores discriminatorios.
- Derecho a rechazar el tratamiento:
  - Derecho a negarse a recibir tratamiento o a someterse a un examen sin sufrir represalias.
- Derecho a presentar una denuncia:
  - La oportunidad de denunciar insatisfacciones o daños y obtener reparación.

2. Deberes de los profesionales sanitarios
  - Deber de informar:
  - Proporcionar información clara, precisa y comprensible a los pacientes.
  - Deber de competencia:
  - Proporcionar formación continua para garantizar que las competencias y los conocimientos se mantienen actualizados.
  - Deber de confidencialidad:
  - Proteger la información personal y médica de los pacientes.
  - Deber de diligencia:
  - Prestar una atención de calidad, basada en las necesidades del paciente y en las mejores prácticas disponibles.
  - Deber de humanidad:
  - Tratar a cada paciente con respeto, dignidad y compasión.
  - Deber de cooperación:
  - Trabajar con otros profesionales para garantizar una atención multidisciplinar.
  - Deber de diligencia:
  - Notificar cualquier incidente o acontecimiento adverso relacionado con la asistencia.
  - Deber ético:
  - Cumplir un código ético y actuar en interés del paciente.

3. La interacción entre los derechos de los pacientes y los deberes de los profesionales
- Navegar en situaciones complejas:
- Casos en los que los derechos de los pacientes entran en conflicto con los deberes profesionales.
- Formación y sensibilización:
- La importancia de la formación continua sobre ética médica, derechos de los pacientes y responsabilidades profesionales.

4. Consecuencias del incumplimiento de los derechos y deberes
- Implicaciones legales:
  - Posibles sanciones en caso de negligencia, falta profesional o violación de la confidencialidad.
- Repercusiones profesionales:
  - Impacto en la reputación, la licencia profesional o la carrera.
- Consecuencias para el paciente:
  - Daños físicos, emocionales o psicológicos.

El respeto mutuo de los derechos de los pacientes y de los deberes de los profesionales es esencial para crear una relación de confianza y garantizar una asistencia de calidad. Esta dinámica está en el corazón de la práctica médica, y todo profesional debe esforzarse por mantenerla y reforzarla.

CONCLUSIÓN

La importancia creciente radiología en la atención médica

La radiología es la especialidad médica que utiliza rayos X y otras formas de energía radiante para diagnosticar y tratar enfermedades. Se ha convertido en un componente esencial de la medicina moderna y desempeña un papel crucial en casi todos los aspectos de la atención médica. Veamos la creciente importancia de la radiología y cómo ha transformado el panorama sanitario.

1. Diagnóstico más rápido y preciso
   * **Imágenes en tiempo real**: la radiología permite a los médicos ver el interior del cuerpo humano en tiempo real, lo que ofrece una perspectiva única que antes no era posible.
   * **Detección precoz**: enfermedades como el cáncer pueden detectarse en fases tempranas, lo que aumenta las posibilidades de curación y supervivencia.

2. Reducir la cirugía invasiva
   * **Procedimientos no invasivos**: gracias a la radiología intervencionista, muchos procedimientos que antes requerían cirugía pueden realizarse ahora de forma menos invasiva.
   * **Recuperación más rápida**: por lo general, los pacientes se recuperan más rápidamente de los procedimientos radiológicos que de la cirugía tradicional.

3. Mejor gestión de las enfermedades crónicas
   * **Seguimiento**: la radiología permite realizar un seguimiento periódico de las enfermedades crónicas, proporcionando información sobre la progresión de la enfermedad y la eficacia de los tratamientos.

4. Evolución con los avances tecnológicos
- **Innovaciones**: A medida que ha evolucionado la tecnología, también lo ha hecho la radiología, con técnicas como la resonancia magnética, la tomografía por emisión de positrones y la ecografía 3D.
- **Realidad aumentada y virtual**: estas tecnologías ofrecen a los radiólogos nuevas formas de ver e interpretar las imágenes médicas.

5. Interdisciplinar
- **Colaboración con otras especialidades**: Radiología trabaja en estrecha colaboración con otras especialidades médicas, lo que refuerza la importancia de la comunicación interprofesional.
- **El centro neurálgico de las decisiones médicas**: en muchos casos, la radiología proporciona la información esencial que guía el plan de tratamiento.

6. Formación y especialización
- **La importancia de la formación continua**: A medida que evoluciona la radiología, la formación continua se hace esencial para garantizar la calidad de la asistencia.
- **Subespecialidades**: como la cardiología intervencionista y la neurorradiología, que ofrecen una atención más especializada.

7. Sensibilización del público y de la profesión médica
- **Información y educación**: con el creciente uso de la radiología, es esencial informar al público y a los profesionales sanitarios de los beneficios y riesgos.

La radiología se ha consolidado como piedra angular de la atención médica moderna, influyendo en la forma de diagnosticar, tratar y gestionar las enfermedades. Su crecimiento e importancia reflejan la constante evolución de la medicina y la necesidad de ofrecer la máxima calidad asistencial.

Potenciar el papel del auxiliar de cuidados: un eslabón esencial

En el complejo ámbito de la asistencia sanitaria, cada función desempeña un papel vital para garantizar el bienestar del paciente. Entre ellos, el ordenanza de imagen médica suele ser desconocido para el gran público, pero su papel es vital. Este capítulo pretende explorar y destacar este papel esencial.

1. Más allá del tópico: algo más que "asistentes
   - **Versatilidad**: El auxiliar de enfermería está capacitado para intervenir en muchos aspectos de la atención al paciente, desde la recepción hasta el seguimiento posterior al examen.
   - Conocimientos **prácticos**: aunque no realizan directamente las pruebas de diagnóstico por imagen, sus conocimientos prácticos de los procedimientos son esenciales para garantizar su buen desarrollo.

2. Primera línea de comunicación con el paciente
   - **Tranquilizar e informar**: El asistente sanitario suele ser la primera persona con la que se encuentra el paciente. Su capacidad para informar, tranquilizar y establecer una conexión es fundamental para la comodidad del paciente.
   - **Identificación de necesidades específicas**: Los auxiliares de cuidados están formados para identificar las necesidades particulares de los pacientes y adaptar los cuidados en consecuencia.

3. Colaboración con el equipo médico
- **Eslabón esencial**: actúan como puente entre los pacientes y el resto del equipo médico, transmitiendo información crucial que puede influir en el diagnóstico y el tratamiento.
- **Trabajo en equipo**: Su colaboración con radiólogos, técnicos y otros profesionales garantiza un flujo de trabajo fluido y eficaz.

4. Garantizar el bienestar físico y emocional del paciente.
- **Preparación de las exploraciones**: asegurarse de que el paciente está correctamente colocado y cómodo es esencial para obtener imágenes claras.
- **Después de la exploración**: Los auxiliares asistenciales se aseguran de que los pacientes se sientan bien después del procedimiento, especialmente si se ha utilizado un medio de contraste o si el paciente estaba ansioso.

5. Formación continua para una atención de calidad
- **Mantenerse al día**: la tecnología médica evoluciona rápidamente. Los auxiliares asistenciales deben actualizar periódicamente sus conocimientos para ofrecer los mejores cuidados posibles.
- **Conocimiento profundo**: Su formación les permite comprender la complejidad de los equipos, los procedimientos y las necesidades de los pacientes.

6. Promoción de la profesión
- **Reconocimiento institucional**: Los hospitales y clínicas deben reconocer y valorar el papel crucial de los auxiliares de enfermería ofreciéndoles oportunidades de formación continua y perspectivas de carrera.
- **Apoyo y respeto**: en un entorno médico, todas las funciones son esenciales. Cultivar un entorno de

respeto mutuo beneficia a todos, especialmente a los pacientes.

Es innegable que los auxiliares médicos de imagen son un eslabón esencial de la cadena sanitaria. Valorar su papel y reconocer su contribución no solo es necesario para el bienestar del paciente, sino también para el desarrollo positivo del sector médico en su conjunto.

Glosario de términos médicos y técnica

Este glosario ofrece una lista de términos de uso común en el campo de la imagen médica y sus respectivas definiciones. Su objetivo es ayudar a los auxiliares de enfermería, a los estudiantes y a todos los lectores a comprender y familiarizarse con la jerga profesional.

- **Agente de contraste**: Sustancia inyectada o ingerida por el paciente para mejorar la visibilidad de determinadas estructuras o fluidos corporales durante la obtención de imágenes.
- **Historial**: Recogida y análisis del historial médico del paciente.
- **Angiografía**: técnica médica de imagen utilizada para visualizar los vasos sanguíneos.
- **Anterioridad:** Se refiere a la parte delantera del cuerpo.
- **AP (Anteroposterior)**: Dirección de exploración en la que la radiografía pasa primero por la parte anterior y luego por la posterior del cuerpo.
- **TC (tomografía computarizada)**: Técnica médica de diagnóstico por imagen que utiliza rayos X para obtener imágenes transversales del cuerpo.
- **Densitometría ósea**: mide la densidad mineral ósea para evaluar la resistencia de los huesos.
- **Ecografía:** Técnica de diagnóstico por imagen que utiliza ondas sonoras para producir imágenes de los órganos internos.
- **Fluoroscopia**: Técnica de imagen que permite visualizar en tiempo real el movimiento de un medio de contraste a través del cuerpo.
- **Resonancia magnética (RM)**: Técnica de diagnóstico por imagen que utiliza imanes y ondas de radio para obtener imágenes detalladas de órganos y tejidos.

- **Lateralidad:** Se refiere al lado izquierdo o derecho del cuerpo.
- **Mamografía:** técnica médica de diagnóstico por imagen diseñada específicamente para visualizar el tejido mamario.
- **Oclusión**: Bloqueo o cierre de un vaso sanguíneo o conducto.
- **Posterioridad:** Se refiere a la parte posterior del cuerpo.
- **Radiología intervencionista**: utiliza técnicas de imagen para guiar procedimientos médicos mínimamente invasivos.
- **Protección radiológica**: Medidas y procedimientos destinados a proteger a las personas de las radiaciones.
- **Escintigrafía**: técnica médica de diagnóstico por imagen que utiliza radiotrazadores para visualizar funciones orgánicas específicas.
- **Ecografía**: Imagen obtenida por ultrasonidos.
- **Teleradiología:** la práctica de la interpretación a distancia de imágenes médicas.
- **Ventral:** Se refiere a la parte delantera del cuerpo.

Este glosario es una introducción a los términos médicos y técnicos utilizados habitualmente en el diagnóstico por imagen. Un conocimiento profundo de estos términos facilitará la comunicación entre los profesionales sanitarios y mejorará la atención al paciente.

Recursos para la formación continua

La formación continua es esencial para los auxiliares de enfermería que trabajan en imagen médica. Les permite mantenerse al día de los últimos avances tecnológicos, las mejores prácticas clínicas y las nuevas normativas. A continuación se ofrece una lista de recursos para la formación continua:

- Instituciones académicas y centros de formación profesional :
  - Cursos avanzados en imagen médica.
  - Talleres prácticos.
  - Conferencias especializadas.
- Asociaciones profesionales :
  - Conferencias anuales.
  - Seminarios y talleres.
  - Publicaciones y boletines.
  - Cursos en línea y seminarios web.
- Periódicos y revistas especializadas:
  - Revista de Radiología.
  - Radiology Today.
  - Radiología clínica.
- Plataformas de e-learning :
  - MOOCs específicos de imagen médica.
  - Sitios como Coursera, Udemy y Khan Academy ofrecen cursos sobre imagen médica.
  - Seminarios web en directo y a la carta.
- Centros de simulación :
  - Formación práctica en equipos de radiología.
  - Escenarios de casos clínicos para mejorar las habilidades de atención al paciente.
- Organismos reguladores y de certificación :
  - Formación obligatoria para mantener la certificación.
  - Actualización periódica de normas y directivas.

161

- Proveedores de equipos :
  - Formación en el uso y mantenimiento de nuevos equipos.
  - Actualizaciones de software y tecnología.
- Redes sociales profesionales :
  - Grupos especializados en plataformas como LinkedIn.
  - Intercambiar y debatir las últimas tendencias e investigaciones.
- Libros y publicaciones :
  - Libros de referencia sobre imagen médica.
  - Guías prácticas y manuales.
- Tutoría :
  - Aprender de profesionales experimentados.
  - Asesoramiento, orientación y retroalimentación.

Invirtiendo tiempo y recursos en la formación continua, los celadores de diagnóstico por imagen pueden garantizar una atención óptima a los pacientes, al tiempo que mejoran sus competencias y conocimientos. Es aconsejable elaborar un plan anual de formación continua y mantenerse al día de las oportunidades disponibles tanto a nivel local como a distancia.

Referencias y lecturas recomendadas

La imagen médica es un campo vasto y en constante evolución. Para quienes deseen profundizar sus conocimientos, he aquí una lista de referencias y lecturas recomendadas:

- Libros básicos :
  - Introducción a la imagen médica: Fundamentos por Webb, Sprawls.
  - Manual de radiología para técnicos, de Frank, Long y Smith.
- Especialización en imagen médica :
  - Resonancia magnética para técnicos de Westbrook.
  - Principios básicos de la tomografía computarizada Seeram.
- Atención al paciente en imagen médica :
  - Atención al paciente en imagen médica, de Romer y Sando.
  - Comunicación en imagen médica por Darnell.
- Protección contra las radiaciones :
  - Protección radiológica para técnicos y radiólogos por Statkiewicz Sherer, Visconti y Ritenour.
- Historia de la radiología :
  - El descubrimiento de los rayos X por Glasser.
- Lecturas sobre retos y ética :
  - Ética en radiología por Cathey y Gaylord.
  - Retos psicológicos en radiología, de Mainiero y Sullivan.
- Revistas especializadas :
  - Revista de radiología diagnóstica e intervencionista.
  - Radiología.
  - Revista Europea de Radiología.

- Periódicos sobre radiología :
  - Radiology Today.
  - AuntMinnie.
- Guías para auxiliares de cuidados :
  - El ordenanza de imagen médica: Guía práctica de Jones y Kelly.
  - Técnicas de posicionamiento para técnicos radiólogos por Bontrager y Lampignano.
- Lecturas sobre el futuro de la radiología :
  - El futuro de la radiología por Dreyer y Hirschorn.
- Recursos en línea :
  - Sitios web de sociedades profesionales como la Société Française de Radiologie.
  - Portales de formación en línea como Radiopaedia o Medscape para obtener actualizaciones periódicas sobre tecnologías y casos prácticos.

Se aconseja a los profesionales que amplíen sus lecturas con regularidad para asegurarse de que están al día de los últimos avances y las mejores prácticas en radiología. Esto no sólo contribuye a una mejor atención al paciente, sino también al enriquecimiento personal y profesional.